Wissenschaftliche Taschenbücher WTB

Chemie

Karlheinz Lohs
Dieter Martinetz

Entgiftung
Mittel, Methoden und Probleme

Akademie-Verlag · Berlin

WTB Wissenschaftliche Taschenbücher

Zuletzt erschienene Bände:

Gerhard Geiseler / Heinz Seidel
Die Wasserstoffbrückenbindung

Helmut Hrapia
Einführung in die Chromatographie

Hans Luppa
Grundlagen der Histochemie
Teil I und II

Horst Remane / Rainer Herzschuh
Massenspektrometrie in der organischen Chemie

Albrecht Rost
Messung dielektrischer Stoffeigenschaften

J. V. Sačkov
Wahrscheinlichkeit und Struktur

Volkmar Schuricht
Kernexplosionen für friedliche Zwecke

Norbert Sieber
Hans-Peter Leidhold
Einführung in die Datenverarbeitung

Günter Tembrock
Grundlagen des Tierverhaltens

Michael Theile
Siegfried Scherneck
Zellgenetik

Adolf Zschunke
Kernmagnetische Resonanzspektroskopie in der organischen Chemie

Vorschau auf die nächsten Bände:

Heinrich Arnold
Physikalische Chemie der Halbleiter

Siegfried Brehmer
Hilbert-Räume und Spektralmaße

Heinrich Bremer
Klaus-Peter Wendlandt
Heterogene Katalyse

Günter Eppert
Einführung in die Schnelle Flüssigchromatographie (Hochdruckflüssigchromatographie)

Eberhard Hofmann
Funktionelle Biochemie des Menschen
Band 1 und 2

Dieter Leuschner
Grundbegriffe der Thermodynamik

Horst Melcher
Albert Einstein wider Vorurteile und Denkgewohnheiten

L. I. Miroschnitschenko
Kosmische Strahlen im interplanetaren Raum

Dieter Onken
Antibiotika – Chemie und Anwendung

Ulrich Röseberg
Quantenmechanik und Philosophie

Stephan Schnitzler
Pharmakologische Aspekte von Immunreaktionen

Hubertus Stolz
Supraleitung

Heinz Geiler
Ökologie
der Land- und Süßwassertiere

Hans Bergner
Tierernährung

Paul Hoffmann
Photosynthese

Eberhard Hofmann
Eiweiße und Nucleinsäuren
als biologische Makromoleküle
Dynamische Biochemie I

Eberhard Hofmann
Enzyme und energiebereitstellende
Reaktionen des Stoffwechsels
Dynamische Biochemie II

Eberhard Hofmann
Der Stoffwechsel lebendiger Systeme
und seine Regulation
Dynamische Biochemie III

Eberhard Hofmann
Biochemie der Vererbung,
Differenzierung
und anderer Zellfunktionen
Dynamische Biochemie IV

Lothar Jäger
Grundlagen
der Klinischen Immunologie

Joachim Nitschmann
Entwicklung bei Mensch und Tier

Klaus Odening
Parasitismus

Martin Schmidt
Pflanzenschutz im Gartenbau

Dieter Spaar
Helmut Kleinhempel
Hans-Joachim Müller
Klaus Naumann
Bakteriosen der Kulturpflanzen

Günter Tembrock
Biokommunikation
Teil I und II

Regine Witkowski
Falko H. Herrmann
Einführung
in die klinische Genetik

Gerald Wolf
Neurobiologie

Hans-Martin Barchet
Chemie photographischer Prozesse

Werner Döpke
Stereochemie
organischer Verbindungen

Werner Haberditzl
Magnetochemie

Siegfried Hauptmann
Über den Ablauf
organisch-chemischer Reaktionen

Klaus Kühne
Werkstoff Glas

Dieter Merkel
Riechstoffe

Dieter Onken
Steroide

Burkart Philipp
Gerhard Reinisch
Grundlagen
der makromolekularen Chemie

Renate Wahsner
Mensch und Kosmos
Die copernicanische Wende

Joachim Auth / Dietmar Genzow
Klaus H. Herrmann
Photoelektrische Erscheinungen

Joachim Bellach / Peter Franken
Elke Warmuth / Walter Warmuth
Maß, Integral
und bedingter Erwartungswert

WOLFRAM BRAUER
HANS-WALDEMAR STREITWOLF
Theoretische Grundlagen der Halbleiterphysik

K. CH. DELOKAROV
Relativitätstheorie und Materialismus

WERNER DÜCK
Diskrete Optimierung

W. L. GINSBURG
Über Physik und Astrophysik

HERBERT GOERING
Asymptotische Methoden zur Lösung von Differentialgleichungen

HERBERT GOERING
Elementare Methoden zur Lösung von Differentialgleichungsproblemen

EDUARD HERLT / NIKOLAUS SALIÉ
Spezielle Relativitätstheorie

WILHELM KÄMMERER
Kybernetik

DIETER KRESS
Theoretische Grundlagen der Signal- und Informationsübertragung

W. S. LETOCHOW
Laserspektroskopie

DIERCK-EKKEHARD LIEBSCHER
Relativitätstheorie mit Zirkel und Lineal

PETER PAUFLER
GUSTAV E. R. SCHULZE
Physikalische Grundlagen mechanischer Festkörpereigenschaften
Teil I und II

E. M. SAWIZKI
Perspektiven der Metallforschung

I. S. SHELUDEW
Elektrische Kristalle

A. A. SMIRNOW
Metallphysik

HANS-JÜRGEN TREDER
Elementare Kosmologie

Die Schöpfer der physikalischen Optik
Eine Artikelsammlung

HANS-GEORG SCHÖPF
Von Kirchhoff bis Planck
Theorie der Wärmestrahlung in historisch-kritischer Darstellung

R. A. R. TRICKER
Frühe Elektrodynamik

WTB

BAND 181

Karlheinz Lohs / Dieter Martinetz

Entgiftung
Mittel, Methoden und Probleme

Mit 22 Abbildungen und 7 Tabellen

AKADEMIE-VERLAG · BERLIN

Reihe CHEMIE

Herausgegeben im Auftrage
der Akademie der Wissenschaften der DDR

von:

Prof. Dr. H. Klare, Berlin

Prof. Dr.-Ing. Dr. h. c. E. Leibnitz, Berlin

Prof. em. Dr.-Ing. habil., Dr. rer. nat. h. c. mult. K. Schwabe, Meinsberg

Prof. Dr. Dr. h. c. E. Thilo †, Berlin

Verantwortlicher Herausgeber dieses Bandes:

Prof. Dr.-Ing. Dr. h. c. E. Leibnitz

Verfasser:

Prof. Dr. Karlheinz Lohs
Dr. Dieter Martinetz
Forschungsstelle für chemische Toxikologie
der Akademie der Wissenschaften der DDR
Leipzig

1978
Erschienen im Akademie-Verlag, 108 Berlin, Leipziger Str. 3—4

Lizenznummer: 202 · 100/481/78
Herstellung: VEB Druckhaus „Maxim Gorki", 74 Altenburg
Bestellnummer: 762 303 7 (7181) · LSV 1204
Printed in GDR
DDR 8,— M

Vorwort

Unsere tägliche Beschäftigung mit den Problemen der toxizitätswandelnden Metabolisierung und des entgiftenden Abbaus praktisch bedeutsamer Chemieprodukte sowie den damit verknüpften Fragen der Abprodukt-Toxikologie hat uns immer wieder aufs neue vor Augen geführt, daß viele Fachkollegen aus den unterschiedlichsten Bereichen der Chemie ebenso wie auch Vertreter technischer, biowissenschaftlicher und sonstiger naturwissenschaftlicher Disziplinen an einer knapp gefaßten Übersicht interessiert sind, die das aktuelle Gebiet der Entgiftungsmittel und -methoden zusammenfaßt.

Dieses kleine Buch erhebt keinerlei Anspruch auf eine erschöpfende Darlegung dieser vielschichtigen Problematik der Entgiftung. Zahlreiche Fragen konnten nicht einmal im Ansatz behandelt werden. Trotzdem hoffen wir, daß die von uns getroffene Auswahl und Wichtung eine Vorstellung davon vermittelt, was heute theoretisch wie praktisch für alle diejenigen von Interesse ist, die sich mit Entgiftungsproblemen befassen wollen oder müssen.

Selbstverständlich sind wir für kritische Hinweise und für sachdienliche Ergänzungen allen Lesern dankbar, und wir bitten um diesbezügliche Zuschriften.

Unser Dank gilt dem fördernden Interesse, welches der Leiter des Forschungsbereiches Chemie der Akademie der Wissenschaften der DDR, *AKM Prof. Dr. Dr. Keil,* unseren Arbeiten und damit auch diesem Buch stets entgegengebracht hat.

Dem Akademie-Verlag und insbesondere dem verantwortlichen Lektor, *Herrn Schulz*, danken wir für die zügige Bearbeitung des Manuskriptes und die unbürokratische Zusammenarbeit.

Leipzig, März 1977

Kh. Lohs
D. Martinetz

Inhalt

1. Allgemeiner Teil

1.1. Einleitung

Das „Bild“ des Chemikers hat im Wandel der Zeiten vielfältige Beleuchtungen und Schattierungen erfahren, stets aber unterteilten sich die Chemiker — ob auf anorganischem oder auf organischem Gebiet tätig — nach ihrem eigenen Berufsverständnis in „Analytiker“ und in „Synthetiker“. Daran änderte sich auch nichts, als bei immer weitergehender Spezialisierung in den letzten fünfzig Jahren sich zu den „reinen“ Chemikern die Physikochemiker, die Biochemiker, die chemischen Technologen und neuerdings die Biophysikochemiker organischer wie auch anorganischer Coleur gesellten — erhalten geblieben ist diese Einordnung in analytische und in synthetische Arbeitsweisen.

Es ist niemandem in den Sinn gekommen, daß für den Chemiker die praktische Bedeutung von Abbaureaktionen einmal gleichrangig neben den Reaktionen zum Nachweis bzw. der Bestimmung sowie den Reaktionen zur Synthese neuer Verbindungen stehen würde. Genau dies ist aber in den letzten Jahren eingetreten und hat der jahrhundertealten „Schöpfungseuphorie“ der Chemiker den Zwang zur gleichzeitigen sowie gleichwertigen Beschäftigung mit den Reaktionen auferlegt, die ein risikoarmes und ökonomisch vertretbares Zerlegen der Syntheseprodukte ermöglichen. Im Falle biologisch aktiver Verbindungen — und dies sind, mehr oder weniger ausgeprägt, nahezu alle chemischen Verbindungen — bedeutet das Zerlegen dieser Verbindungen die Wandlung ihrer biologischen Aktivität. In der Praxis wird man dabei nahezu ausschließlich an einer deutlichen Minderung der biologischen Aktivität, d. h. an einer „Entgiftung“ (oder zumindest an einer „Immobilisation" im Sinne der Verhinderung von Giftwirkungen) interessiert sein.

Die Optimierung des Arbeits-, Gesundheits- und Umweltschutzes machen es zu einer unbedingten Notwendigkeit, daß sich die Chemiker in der erforderlichen Breite und Tiefe sowohl experimentell als auch theoretisch mit dem bislang vernachlässigten dritten „Standbein" ihrer Wissenschaft, der Entgiftung, intensiv beschäftigen.

Es ist charakteristisch für die gegenwärtige Sachlage, daß nur ganz wenige Fachbücher sich mit Entgiftungsproblemen beschäftigen (im deutschen Sprachraum gibt es derzeit nur Artikel in den Fachzeitschriften, nicht aber Monographien zum Thema Entgiftung).

Nachstehend wird deshalb der Versuch einer Einführung in diese gleichermaßen wichtige wie interessante Entgiftungsproblematik unternommen. Dabei erscheint es wesentlich, daß den eigentlichen Darlegungen über Entgiftungsmittel und -methoden einige allgemeine Ausführungen zur vieldiskutierten umwelttoxikologischen Situation vorangestellt werden, weil man durchaus nicht von einer solchen Kenntnis der Sachlage ausgehen kann, die allen Chemikern und Technikern schon die Problematik nahe genug gebracht hat. Erst veränderte Ausbildungs- und Weiterbildungsprogramme werden dem Chemiker ebenso wie anderen Naturwissenschaftlern, vor allem den Absolventen der naturwissenschaftlich-technischen Fachrichtungen an den Hoch- und Fachschulen, das notwendige Verständnis für die Rolle der Chemie bei der Gewährleistung des Umweltschutzes vermitteln.

1.2. *Die derzeitige umwelttoxikologische Situation*

Die wissenschaftlich-technische Revolution und insbesondere der Aufschwung, den die chemische Industrie sowie die verschiedenen Zweige der Rohstoffgewinnung und Stoffwandlung nach dem II. Weltkrieg genommen haben, haben zu einer bis dahin ungeahnten Stoffülle geführt, aus der zwangsläufig auch eine bislang nicht bekannte Stoffbelastung für den Menschen und seine Umwelt erwachsen ist.

Die Zahl der bisher synthetisierten oder aus natürlichen Vorstufen gewonnenen Verbindungen wird auf etwa 2 Millionen geschätzt; alljährlich kommen annähernd 250000 neue Verbindungen hinzu, von denen jedoch „nur“ rund 300 praktische Verwendung finden. Mit ihrer Einführung in die Praxis ist jedoch zwangsläufig verbunden, daß diese Verbindungen die Umwelt des Menschen in unterschiedlichem Ausmaß als Fremdstoffe belasten. Ein erheblicher Anteil dieser Verbindungen besitzt mehr oder minder ausgeprägte biologische Aktivität, und so können zahlreiche dieser Fremdstoffe zu Schadstoffen werden.

Angesichts der in der Öffentlichkeit oftmals zu emotional geführten Diskussionen muß man sich über die tatsächlichen und die vermuteten „Umweltgefahren“ durch solche Fremd- bzw. Schadstoffe allerdings bewußt bleiben, daß es bis heute nicht entschieden ist, ob die Existenz der Menschheit durch die chemischen Noxen tatsächlich in dem von einigen Autoren behaupteten Umfange beeinträchtigt worden ist und sich der unbezweifelbare zivilisatorische Fortschritt damit zwangsläufig gegen den Menschen kehrt. Wir stoßen hier auf Fragestellungen eines von den bürgerlichen Soziologen und Philosophen postulierten „begrenzten Wachstums der Menschheit“. Solche Behauptungen sollten jedoch nicht im philosophischen Disput, sondern nur auf der Basis exakter Naturwissenschaft, d. h. mittels der Unbestechlichkeit experimenteller Aussagen geklärt werden.

Die zu erbringenden experimentellen Aussagen über Fremd- bzw. Schadstoffe beinhalten das grundsätzliche Erfordernis einer umfassenden Bewertung chemischer Produkte. Die dabei anzulegenden Bewertungsmaßstäbe können sehr unterschiedlich sein, je nachdem ob es sich um ökonomische Bewertungen oder politisch-strategische

Bewertungen oder aber — wie in dem hier zur Diskussion stehenden Problemkreis der Umweltbelastung — die toxikologische Bewertung chemischer Produkte im Vordergrund steht.

Wenn man aus chemisch-toxikologischer Sicht eine Bewertung der Schadstoffbelastungen unserer Umwelt vornehmen will, so kann man davon ausgehen, daß der Mensch seit prähistorischer Zeit mit Giften Umgang hatte. Heute ist zwar die Zahl der schädigenden Stoffe ganz erheblich angewachsen, während die Intensität der Einwirkung *einzelner* Schadstoffe auf Grund inzwischen vorliegender Erkenntnisse über die Schädigungsmöglichkeiten summa summarum sogar rückläufig wurde. Den Kohlenmonoxid- und Benzpyrenkonzentrationen, denen in grauer Vorzeit der Höhlenmensch ausgesetzt war, ist — abgesehen von Teilnehmern an zigarettenverqualmten Sitzungen — heute normalerweise niemand mehr ausgesetzt. Auch Dreck und Kot in den Städten des Mittelalters als Brutstätte der völkerverzehrenden Seuchen wie Pest, Cholera und Typhus sind in den hochindustrialisierten Staaten der Erde nur noch geschichtliche Erinnerung und Mahnung. Solche Feststellungen sollen keinesfalls die heutigen Probleme „herunterspielen“, die aus der Schadstoffbelastung unserer Biosphäre erwiesenermaßen resultieren. Worauf es ankommt, ist die sachgerechte Einordnung der Aufgabenstellungen und die richtige Rangfolge ihrer Bearbeitung als Basis verallgemeinernder Beurteilungen.

In diesem Zusammenhang bedarf es einiger grundsätzlicher Darlegungen zur Stellung und Rolle der chemischen Toxikologie als der wissenschaftlichen Basis für Forschungs- und Entwicklungsarbeiten auf dem Gebiet der Entgiftungsmittel und der Entgiftungsmethoden.

Nach dem II. Weltkrieg hat die chemische Toxikologie einen bemerkenswerten Aufschwung genommen; heute ist ihre Profilierung zu einer eigenen Fachdisziplin nahezu abgeschlossen. Die chemische Toxikologie wird am knappsten definiert als „die Lehre von den Eigenschaften der Gifte und den Möglichkeiten, die Gifte zu erkennen sowie sie unschädlich zu machen". Diese Definition besagt, daß die chemische Toxikologie mehr ist, als nur eine „Chemie der Gifte" und daß sie sich deutlich abgrenzt von dem Teil der Toxikologie, der definitionsgemäß als „Lehre von den Vergiftungen sowie deren Behandlung "der Medizin zugeordnet ist.

Zwischen chemischer Toxikologie und medizinisch-klinischer Toxikologie gibt es — dem Forschungsgegenstand entsprechend — zahlreiche Berührungsflächen und auch einige Überlappungen. Dies behindert heute nicht mehr die Entwicklung der beiden inzwischen selbständigen Teilgebiete, sondern hat weitaus mehr stimulierenden Charakter für das Gesamtgebiet der Toxikologie (Abb. 1).

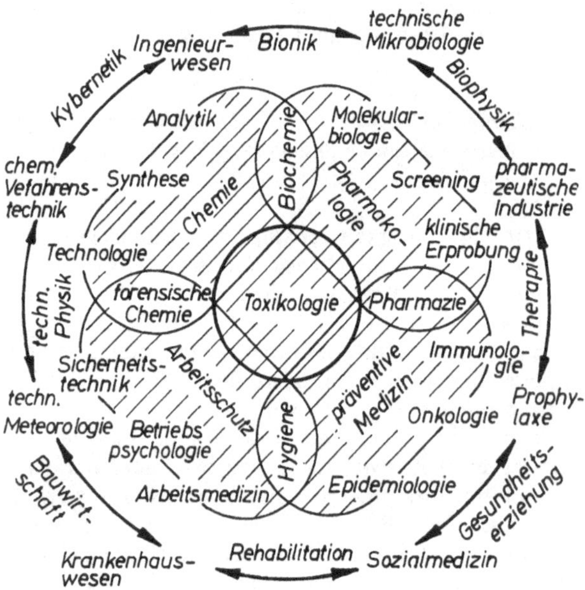

Abb. 1. Verflechtung der Toxikologie mit anderen Fachgebieten.

Die heute im wesentlichen von Chemikern und Biowissenschaftlern gemeinsam getragene chemische Toxikologie ist inzwischen teilweise auch in die Ausbildungsprogramme der Chemie einbezogen worden, weil sich inzwischen die Erkenntnis durchgesetzt hat, daß für den Chemiker ebenso wie auch für zahlreiche ingenieurtechnische Disziplinen Fragen des Umweltschutzes und damit verknüpfte Probleme des Arbeits- und Gesundheitsschutzes bereits im Ausbildungslaboratorium und im Technikum beginnen. Deshalb sind vertiefte Kenntnisse über Entgiftungsmittel und -methoden ein integraler Bestandteil chemischer und toxikologischer Ausbildung. Das Erfordernis der Bewältigung der derzeitigen umwelttoxikologischen Situation hat daher neue Maßstäbe gesetzt und insbesondere der Chemie in ihren verschiedenen Teildisziplinen Aufgaben gestellt, die noch vor wenigen Jahrzehnten weitgehend außerhalb der Interessensphäre der Chemiker und Techniker lagen.

1.3. *Einige grundsätzliche Probleme der Schadstoffbewertung (unter besonderer Berücksichtigung der chemischen Analytik)*

Es dürfte Einmütigkeit darüber vorhanden sein, daß es zunächst auf eine möglichst umfassende analytische Erfassung und quantitative Bestimmung der bewußt oder unbewußt in die Biosphäre gebrachten Verbindungen und deren Folgeprodukte ankommt. Unmittelbar damit verbunden sind Untersuchungen über die biologischen Wirkungen solcher Verbindungen.

Gleichzeitig ist auch eine Abschätzung der gesamtgesellschaftlichen Auswirkungen von Schadstoffbelastungen notwendig; dies gilt nicht nur angesichts der erheblichen Kosten, die z. B. mit der Zurückziehung eines neuentwickelten Produktes aus der Produktion oder dem Handel verknüpft sind. Vielmehr muß sowohl ausgeschlossen werden, daß Fehlbewertungen der tatsächlichen

Giftigkeit infolge falsch ermittelter oder irrtümlich interpretierter Analysen und Biotestresultate zustande kommen, als auch durch Nichtbeachtung etwa der seuchenhygienischen Situation auf Grund eines voreiligen Verbotes, z. B. von Schädlingsbekämpfungsmitteln, die Wiederausbreitung längst zurückgedrängter Infektionskrankheiten möglich wird.

Erst dort, wo Art, Ausmaß und Auswirkung von Schadstoffen erkannt sind, können dann in einem weiteren Schritt die Probleme der gezielten Entgiftung, Sanierung bzw. Eliminierung und Prävention in Angriff genommen werden. Welche Maßnahmen in Betracht kommen, hängt naturgemäß von den jeweiligen Substanzen resp. dem speziellen Charakter der Schadwirkungen ab.

Wem diese Feststellungen selbstverständlich oder gar zu simpel dünken, der verfolge die öffentliche Diskussion über das Für und Wider des Einsatzes von Pestiziden. In dieser Diskussion werden spezielle Befunde unkritisch weltweit verallgemeinert. Voreilig verurteilt man unter Bezugnahme auf einzelne Substanzen ganze Verbindungsklassen — man denke nur an die Halogenkohlenwasserstoffe — obgleich bis zur Stunde kein schlüssiger Beweis dafür erbracht worden ist, daß die vorhandenen Sicherheitsbestimmungen zum Schutz der Endverbraucher, d. h. der Konsumenten, unzureichend sind. Gerade aber das Gebiet der Pflanzenschutz- und Schädlingsbekämpfungsmittel ist beispielhaft dafür, wie durch Auf- und Ausbau der Spurenanalytik und quantitativer Methoden zur Rückstandsbestimmung eine in der landwirtschaftlichen Praxis wirksame Risikobewertung für zahlreiche Nahrungsgüter als Voraussetzung für präventive Folgemaßnahmen — vor allem der Beurteilung von Langzeiteinwirkung ernährungsbedingter Fremdstoffe — ermöglicht wird.

Sind analytisch mittels der methodisch möglichen Verfahren die zur Diskussion stehenden Fremdstoffe bestimmt und durch ergänzende biologische Testverfahren ihre Bewertung als Schadstoff möglich geworden, so werden üblicherweise auf Basis dieser Resultate Normwerte — z. B. die sogenannte maximale Arbeitsplatzkonzentration (*MAK*-Wert) oder die maximale Immissionskonzentration (*MIK*-Wert) oder auch andere Werte — aufgestellt bzw. zur Grundlage gesetzlicher Regelungen gemacht. Es gilt hierbei zu beachten, daß diese Werte lediglich den derzeitigen Wissensstand widerspiegeln, d. h. keine absoluten und für alle Zeit geltenden „Sicherheiten“ darstellen. Die Industrie wie die Anwendungstechnik sind nicht nur verpflichtet diese Normwerte einzuhalten, sondern sie sind darüber hinaus aufgerufen, durch Verfahrensoptimierung und noch größere Handhabungssicherheit zur weiteren Absenkung dieser Werte beizutragen.

Wie für die chemische Toxikologie aus der Herstellung und Anwendung von Pflanzenschutz- und Schädlingsbekämpfungsmitteln vielfältige Aufgaben erwachsen und hier die Sicherung vor Spätschäden und gefährlichen Nebenwirkungen als exemplarisches Beispiel gelten kann, so entwickelt sich deshalb auch auf anderen Gebieten des technologischen Fortschritts eine immer stärkere Verflechtung verfahrenstechnischer Fragestellungen mit präventiv-toxikologischen Maßnahmen.

Auch aus medizinisch-klinischer Sicht bringt die toxikologische Bewertung chemischer Produkte für die regelmäßige Überwachung exponierter Personengruppen spezielle analytische Fragestellungen mit sich. So unterliegen beispielsweise die mit Entgiftungsarbeiten beauftragten Kollegen einem überdurchschnittlichen gesundheitlichen Risiko. Aber auch die analytische Kontrolle der Entgiftungsprozesse selbst ist für die zuverlässige Endpunktserkennung der Entgiftung von fundamentaler Bedeutung.

Der Nachweis und die Bestimmung der Gifte ist auf Grund des hier Dargelegten die Basis und damit der Ausgangspunkt aller chemisch-toxikologischen Aufgabenstellungen. Die Entwicklung der chemischen Toxikologie war daher von Anbeginn mit dem Bestreben nach

Vervollkommnung der analytischen Methodik verknüpft. So werden auch die weiteren Fortschritte auf diesem Gebiet auf engste mit der Analytik verbunden bleiben, denn sie schafft die Voraussetzung dafür, daß die aus biologisch-medizinischen Beobachtungen gezogenen Schlüsse qualitativ und quantitativ überprüfbar werden und Vermutungen sich in Beweise wandeln. Nicht nur für die Toxikologie, auch für die analytische Chemie, hat sich daher das Selbstverständnis in den Problemstellungen im Verlauf der technischen Entwicklungen unserer Zeit tiefgreifend verändert. Waren die analytischen Methoden in der Toxikologie noch im vergangenen Jahrhundert für das Schicksal einzelner Personen oftmals buchstäblich lebensentscheidend — man denke hier nur an die Rolle der toxikologisch-chemischen Analyse in der gerichtlichen Medizin — so ist in unseren Tagen das Wohl und Wehe ganzer Bevölkerungsgruppen davon abhängig, wie spezifisch und verläßlich die analytischen Kontrollen der Produktionsüberwachung, der Entgiftung oder die Sicherung von Luft- und Wasserqualität gewährleistet sind. Bewußt oder unbewußt verläßt sich die Bevölkerung darauf, daß die vom Gesetzgeber verfügten Grenzwerte für höchstzulässige Giftstoffkonzentrationen am Arbeitsplatz ebenso wie im kommunalen Bereich oder für Nahrungsgüter eingehalten bzw. ständig überwacht werden.

Der Vielzahl der analytischen Methoden und Techniken, die heute bereits auf manchen Sektoren der biowissenschaftlichen Forschung eingesetzt werden, steht vorerst noch ein verhältnismäßig schwach entwickeltes Netz an analytisch-technischen Meß- und Kontrollstationen zur Überwachung der Biosphäre gegenüber. Die Ursachen hierfür sind vielfältig. Abgesehen von den beträchtlichen Kosten eines engmaschigen Überwachungssystems für die Schadstoffkontaminationen der Erzeugnisse sowie des Bodens, des Wassers und der Luft sind es vor allem drei Gründe, die zu der unbefriedigenden Situation beigetragen haben.

- Der erste Grund ist die noch ungenügende Standardisierung bzw. Unifizierung der Meß- und Bestimmungsmethoden für Schadstoffe einschließlich der optimalen Entgiftungsmethoden und ihrer Kontrolle sowie die Deponieprobleme. Erfreulicherweise gibt es im Rahmen des RGW erste Ansätze, diese Fragen in beispielhafter Weise zu lösen; auf dem Gebiet der Abwasserkontrolle sowie der Toxikologie der Pestizide haben diese Bestrebungen innerhalb der sozialistischen Staatengemeinschaft schon zu praxiswirksamen Ergebnissen geführt.
- Ein zweiter Grund liegt in unterschiedlichen Auffassungen der Fachvertreter über die Auswahl der zu messenden bzw. zu bestimmenden Schadstoffe. Während es beispielsweise einheitliche Meinungen über die Notwendigkeit der SO_2- oder CO-Kontrolle sowie der Rückstandsbestimmung von Pestiziden in und auf Nahrungsgütern gibt, ist es umstritten, ob und unter welchen Voraussetzungen der Bleigehalt und der Gehalt an nitrosen Gasen in verkehrsreichen Ballungszentren zu messen ist oder ob die derzeitigen sporadischen Kontrollen von toxikologisch so bedeutsamen Metallen und Metallverbindungen des Cadmiums, Vanadiums, Quecksilbers, Berylliums, Mangans und Nickels dem tatsächlichen Gefährdungsgrad angemessen sind.
- Der dritte Grund liegt in der Schwierigkeit einer objektiven Bewertung von Schadstoffaktoren für die Gesundheit des Menschen und seines Lebensraumes. Dieser dritte Grund weist auf ein fundamentales Problem der Toxikologie hin. Einige ergänzende Darlegungen hierzu sind daher unbedingt erforderlich, wenn die Vielschichtigkeit der Bewertungsproblematik und der damit wiederum verknüpften Entgiftungsprobleme verständlich werden soll!

Die Elemente und ihre Verbindungen sind chemisch und physikalisch eindeutig beschreibbar und unter definierten Bedingungen in ihren Eigenschaften als konstant zu betrachten. Demgegenüber ist ein lebender Organismus etwas sehr Variables, von einer Vielzahl äußerer sowie innerer Faktoren Abhängiges, d. h. in vieler Hinsicht noch weitgehend Unbekanntes. Denken wir in diesem Zusammenhang daran, wieviel Mühe bisher aufgewendet wurde, um durch Klärung der Beziehungen zwischen chemischer Struktur und biologischer Wirkung beispielsweise auf dem Arzneimittelgebiet noch erfolgreicher zu arbeiten. Großartigen Erfolgen standen hier stets auch bittere Rückschläge und vielfältige Irrwege gegenüber. Selbst anfängliche „Erfolge“ erwiesen sich als janusköpfig, wenn nach jahrelangem Gebrauch eines Medikamentes dann doch auf Grund unbeachtet gebliebener „Seiteneffekte“ eine teratogene, kanzerogene Wirkung oder anderweitige Spätwirkung zutage trat. Mit Blick auf diese Sachlage von der Toxikologie Absolutwerte für die Schadstoffbewertung zu verlangen, wäre schlechterdings absurd. Vielmehr ist es in höchstem anerkennenswert, wenn trotz dieser Situation heute hinlänglich verläßliche Richtwerte für eine Risikobeurteilung beim Umgang mit industriellen Schadstoffen und die dazu notwendigen analytischen Methoden vorliegen. Als ein Beispiel für solche praktisch bedeutsamen Richtwerte seien die bereits vorstehend erwähnten *MAK*-Werte genannt. (Es sind Werte für die maximale Arbeitsplatz-Konzentration; sie bezeichnen diejenige Konzentration eines Arbeitsstoffes als Gas, Dampf oder Schwebstoff in der Luft des Arbeitsplatzes, die nach dem gegenwärtigen Stand unserer Kenntnisse auch bei wiederholter und langfristiger, in der Regel täglich achtstündiger Einwirkung unter Einhaltung einer durchschnittlichen Wochenarbeitszeit von 45 Stunden im allgemeinen die Gesundheit der Werktätigen nicht beeinträchtigt (def. nach Henschler).)

Abgeleitet aus den Wirkungscharakteristika der betreffenden Substanzen und unter Berücksichtigung der praktischen Gegebenheiten der Arbeitsprozesse sowie der technischen wie auch ökonomischen Möglichkeiten ihrer Verwirklichung in der Praxis — d. h. auch ihrer analytisch-chemischen Bestimmbarkeit! — sind in den maßgeblichen Industriestaaten, so auch in der DDR, für einige hundert Substanzen derartige *MAK*-Werte ermittelt worden. Sie wurden nach Zahl und sogar nach Größenordnung in den einzelnen Staaten allerdings unterschiedlich festgelegt. Beispielsweise weichen einige sowjetische *MAK*-Werte erheblich von den Werten der DDR, der BRD und der USA ab, was naturgemäß auch für die analytische Kontrolle oft recht schwerwiegende Fragen aufwirft. Dies trifft auch für andere solcher Norm- und Grenzwerte zu, die noch nicht international einheitlich sind. Es ist hier nicht der Platz zur Erörterung der Gründe und Gegengründe für die Festlegung unterschiedlicher Werte. HENSCHLER hat vor einigen Jahren sehr treffend von einer „Philosophie der Grenzwerte" gesprochen und damit die derzeitige Situation charakterisiert.

In diesem Zusammenhang sei auf den grundsätzlichen Unterschied in der Wertigkeit biologischer und toxischer Wirkungen aufmerksam gemacht. Diese Unterscheidung wird im allgemeinen Sprachgebrauch oft übersehen; vornehmlich den Chemikern, ist sie nicht ausreichend geläufig. Die biologische Aktivität einer Substanz manifestiert sich erst dann in einem toxischen Effekt, wenn die durch diesen Effekt ausgelöste Wirkung zu einer solchen Veränderung der Struktur und/oder Funktion führt, die nachteilige Folgen für den Bestand und die Erneuerung des Gesamtorganismus hat. Aus dem Sachverhalt, daß alle biochemischen Strukturen einer permanenten Erneuerung unterworfen sind, leitet sich eine der wichtigsten Aufgaben moderner toxikologischer Forschung ab, nämlich die toxikologisch-chemische Analytik so weit zu entwickeln, daß im Sinne einer „non-toxicology" diejenige Grenzdosis ermittelbar wird, unterhalb derer kein toxischer Effekt mehr auftritt, was nach dem vorstehend Gesagten durchaus nicht identisch mit dem Ausbleiben jeglicher struktureller und/oder funktioneller Auswirkungen einer Substanz ist.

Gegenwärtig wird weltweit an Testsystemen zur Ermittlung biologischer Wirkungsqualitäten mittels mehr oder minder komplizierter pflanzlicher und tierischer Organismen, Zellen und subzellulärer Strukturen gearbeitet. Der limitierende Faktor aller solcher Untersuchungen ist neben der oftmals zu weit getriebenen „Entfremdung" vom tatsächlichen biologischen Geschehen der Mangel an analytischen Methoden bzw. Techniken, die hochspezifisch noch 10^{-10} Mol/l eines Fremdstoffes im biologischen Milieu messend zu verfolgen gestatten. Man vermag zwar heute im Sinne „analytischer Momentaufnahmen" die Statik biologischer Systeme schon recht gut abzubilden; es kommt aber darauf an, die Dynamik der strukturellen Organisation und damit das Reaktionsvermögen eines biologischen Systems an der Grenze des toxischen Effekts zu erfassen.

Bei der praktischen Verwirklichung solcher Zielsetzungen zeigt sich stets aufs neue die Schwierigkeit der Übertragung analytischer Verfahren und instrumenteller Techniken auf die Besonderheiten biologischer Substrate. In solchen Vielkomponentensystemen zu verläßlichen analytischen Resultaten zu gelangen, geht oftmals über die bestehenden instrumentellen Möglichkeiten und die vorhandenen Erfahrungen hinaus. Solche Vielkomponentensysteme hat man ebenso bei zahlreichen Entgiftungsprozessen der Technik zu bewältigen, so daß auch hier der „analytische Durchblick" oftmals sehr erschwert wird.

Die Zahl der schwierigen analytischen Probleme im Zusammenhang mit der Aufhellung von Entgiftungsprozessen, sei es im Organismus von Mensch und Tier oder sei es in der Umwelt, ist weitaus größer als angesichts der Erfolge der instrumentellen Analytik der letzten Jahrzehnte allgemein angenommen wird. An der Spitze solcher schwierigen Probleme dürften wohl mit Abstand diejenigen stehen, die den Metabolismus der Gifte unter den *realen* Verhältnissen in der Atmosphäre, der Hydrosphäre und der Lithosphäre betreffen. Gerade dies ist jedoch für das umfassende Studium von Entgiftungsprozessen von höchster Bedeutung. Die Analytik unter solchen realen Umweltbedingungen unterscheidet sich schon dadurch von den in-vitro-Verhältnissen des Laborversuchs, daß wir es ebenso wie in biologischen

Substraten mit Vielkomponentensystemen zu tun haben, von denen wir in der Mehrzahl der Fälle den größten Teil der Reaktionspartner und auch zahlreiche Reaktionsbedingungen gar nicht oder nur näherungsweise kennen.

Die umwelttoxikologische Bewertung einer chemischen Verbindung bzw. der aus ihr hergestellten Produkte ist ohne Kenntnis wenigstens der Hauptwege ihrer chemischen Wandlungen in der Biosphäre unmöglich. Erst seit Mitte der fünfziger Jahre ist begonnen worden, den Katabolismus bzw. Metabolismus wichtiger „Umweltchemikalien“ aufzuhellen, nachdem die methodischen Voraussetzungen insbesondere durch die Technik der Markierung mit radioaktiven und stabilen Isotopen entwickelt worden waren. Die Vielzahl der heute bereits in die Biosphäre gebrachten Substanzen und ihr unterschiedliches Reaktionsverhalten ist allerdings kaum noch übersehbar. Hinzu kommt, daß unsere Kenntnisse über die unterschiedliche „Ansprechbarkeit“ der einzelnen Ökosysteme — einschließlich des Menschen — derzeit noch äußerst ungenügend sind.

Das Studium des Metabolismus der vom Menschen in die Biosphäre gebrachten Fremdstoffe muß interdisziplinär auf mehreren Ebenen erfolgen. Ausgehend von in-vitro-Studien der Zusammenhänge zwischen Struktur und Reaktivität einer biologisch aktiven Substanz ist das chemische Reaktionsverhalten in Beziehung zu setzen zur Wirkung dieser Substanz unter in-vivo-Bedingungen. Dies zieht zwangsläufig die Frage nach den theoretisch möglichen sowie den experimentell erfaßbaren Metaboliten nach sich.

Aus der Kenntnis der toxizitätswandelnden Metabolisierungsprozesse leiten sich dann Versuche zur gezielten Beeinflussung derartiger Umwandlungsvorgänge im Sinne einer Optimierung des entgiftenden Abbaus und der beschleunigten Eliminierung ab. So folgerichtig ein derartiges Vorgehen erscheint, so groß sind vorerst noch die Schwierigkeiten, die einer praktischen Verwirklichung entsprechender Untersuchungen entgegenstehen.

Besonders offenkundig wird die Problematik der Entgiftungs- und der Metabolismusstudien in der Frage der Übertragbarkeit tierexperimentell ermittelter Befunde auf die Reaktionsweise des menschlichen Organismus. Dabei sind für die chemische Toxikologie das Tierexperiment wie auch andere ergänzende Biotest-Verfahren notwendige Bestandteile der Forschungsprogramme. Für den dieser Problematik Fernerstehenden ist allerdings nicht immer genügend deutlich, wie begrenzt die Aussagefähigkeit einzelner tierexperimenteller Werte ist. Wie wenig beispielsweise aus einem LD_{50}-Wert der akuten Toxizität über den Schadstoffcharakter einer Substanz ausgesagt werden kann, ist auf dem Gebiet der Arzneimittelforschung hinreichend bekannt. Für die Xenobiotika wurde dies jedoch erst offenkundig, als die nach dem II. Weltkrieg weltweit zum Einsatz kommenden neuen Chemieprodukte neben ihren unbestreitbaren Vorteilen, z. B. für die Intensivierung der Landwirtschaft, und ihren großen Erfolgen auf dem Gebiet der Human- sowie Veterinärhygiene zu Sekundärwirkungen in Ökosystemen führten und den Verdacht auf Spätschäden für den menschlichen Organismus offenkundig werden ließen.

Die ganze Komplexität der in Betracht zu ziehenden Wirkungen der Xenobiotika wird vollends offenkundig, wenn wir die Probleme des Enzym- und des Proteinpolymorphismus und damit die Fragen nach pharmakogenetischen resp. toxikogenetischen Voraussetzungen aufwerfen. Hier kommen individuelle Bedingungen und Besonderheiten der jeweiligen Spezies ins Spiel, die durch genetische Determinanten geprägt werden und die das Wirkungsspektrum und die Wirkungsintensität einer Substanz zusätzlich zu ihrer Qualität und Menge maßgeblich beeinflussen. Berücksichtigt man weiterhin, daß nicht Einzelsubstanzen isoliert zu betrachten sind, sondern Synergismus ebenso wie Antagonismus mehrerer Substanzen das Wirkungsbild entscheidend mitbestimmen, dann werden wohl auch dem der Toxikologie Fernerstehenden die prinzipiellen Schwierigkeiten hinreichend deutlich. Im Rahmen einer Darstellung der Entgiftungsmittel und Entgiftungsmethoden kann jedoch nicht weitergehend auf solche Fragen eingegangen werden. Trotzdem sollte der damit Befaßte sich das erforderliche Wissen aus der speziellen toxikologischen Literatur aneignen.

2. Spezieller Teil

2.1. Wesentliche Voraussetzungen und prinzipielle methodische Möglichkeiten der Entgiftung

Entgiftung heißt Beseitigung oder zumindest deutliche Minderung der mit biologisch aktiven Verbindungen verknüpften Gefährdungen für den Menschen und daneben auch der Tier- und Pflanzenwelt. Es liegt in der Natur der Aufgabenstellung für derartige Entgiftungsmaßnahmen, daß es entsprechender Vorkehrungen zum gesundheitlichen Schutz derjenigen bedarf, die mit diesen Aufgaben betraut werden. Ebenso sind auch technische Einrichtungen, Gebäude und umgebendes Territorium vor Folgeschäden solcher Entgiftungsarbeiten zu schützen. Wenn die anzuwendenden Entgiftungsmittel und -methoden bekannt sind oder wenn Versuche diesbezügliche Klärungen gebracht haben, bedarf es in nicht zu unterschätzendem Umfang organisatorischer Maßnahmen, um die Arbeiten zur Entgiftung so zu gestalten, daß der Arbeits- und Gesundheitsschutz gewährleistet sind und damit auch die sicherheitstechnischen Vorkehrungen zum Umweltschutz volle Berücksichtigung finden. Eine giftige Substanz bleibt nur so lange beherrschbar, wie sie sich in geeigneten Gefäßen befindet, d. h. unter Kontrolle ist. Jedes in den Raum ausgetretene Gift vervielfacht die Gefahren und erschwert entsprechend die technische Durchführung von Entgiftungsmaßnahmen. Es gibt zahlreiche eindrucksvolle Beispiele dafür, daß schon geringe, im Gramm- und Kilogrammbereich liegende Mengen verschütteter oder verdampfter Giftstoffe geübtes Personal in Lebensgefahr gebracht, Anlagen unbrauchbar und Gebäude abrißreif gemacht haben. Entgiftungsarbeiten sind daher vor allem Risikoarbeiten.

Die Minimierung des Risikos ist hauptsächlich ein organisatorisches und sicherheitstechnisches Problem. Dem Selbstschutz und der medizinischen Sicherstellung der Beschäftigten gilt es dabei höchste Priorität einzuräumen. Nur geübtes und mit den Arbeitsschutzanordnungen gut vertrautes Personal kann deshalb mit solchen Arbeiten betraut werden. Dazu gehört auch, daß die mit diesen Arbeiten beauftragten Personen gesund, zum Zeitpunkt der Arbeit ausgeruht und konzentriert sind, daß sie nicht unter Medikamenten- oder Drogenwirkungen stehen, daß Schwangere von solchen Arbeiten ausgeschlossen werden und daß für den Fall des Mißlingens bzw. der Havarie neben den technischen Arbeitsschutzmitteln unbedingt die ärztliche Hilfe in kürzestmöglicher Zeit zur Verfügung steht. Dabei reicht es nicht aus, einen Arzt zur Hilfe herbeirufen zu können; es muß auch gewährleistet sein, daß dieser Arzt die erforderlichen Spezialkenntnisse über die Symptomatik und Therapie der zu erwartenden Vergiftung verfügt (was leider gar nicht so selbstverständlich ist, wie die Praxis beweist!) und daß notfalls auch mittels der Dringlichen Medizinischen Hilfe die nächstgelegene Spezialklinik in Anspruch genommen werden kann. Die Tücke zahlreicher Vergiftungen liegt oftmals in der Latenzzeit bis zum Auftreten der ersten Symptome — daher muß bei entsprechenden Arbeiten stets die Erreichbarkeit der ärztlichen Hilfe auch nach Dienstschluß bzw. nachts garantiert sein.

Damit im Zusammenhang steht die Notwendigkeit der rechtzeitigen, sachgerechten Wissensvermittlung über die Symptome der Vergiftungen und die Unterrichtung über die zweckmäßigsten Verhaltensweisen der mit den

Arbeiten beauftragten Laboranten und Chemiker. Weder Toxophobie (Giftangst) noch leichtfertiges „Was-soll-mir-schon-passieren“ dürfen geduldet werden, d. h. auch die Kaderauswahl ist wesentlich für die Planung organisatorischer Maßnahmen einer reibungslosen Durchführung von Entgiftungsarbeiten. Es ist hierbei selbstverständlich, daß neben dem erforderlichen hohen Wissensstand von dem betreffenden Personenkreis ein hohes Maß an persönlicher Disziplin und gesellschaftlichem Verantwortungsbewußtsein verlangt werden muß.

Der Begriff „Entgiftung“ ist ebenso wenig absolut wie der Begriff dessen, was man unter einem „Gift“ versteht. So, wie die Fragestellung was ein Gift ist, durch die Frage nach den Umständen bzw. Bedingungen unter denen eine chemische Verbindung oder ein Element zu einem Gift wird zu ersetzen ist, ebenso sind auch für die Entgiftung die speziellen Bedingungen ausschlaggebend, die zur Minderung oder Beseitigung der Schädlichkeit chemischer Verbindungen oder Elemente führen. Landläufig findet immer dann der Begriff „Entgiftung“ Verwendung, wenn eine — vorzugsweise für den Menschen — giftige, d. h. eine extrem biologisch aktive Verbindung, durch chemische Umsetzung derart um- oder abgebaut wird, daß das oder die Reaktionsprodukte keine Giftigkeit mehr besitzen bzw. die ursprüngliche Giftwirkung deutlich gemindert ist.

Der Entgiftungsprozeß kann bis zur völligen Zerstörung der Verbindung unter Bildung kleinster Bruchstücke geführt werden (z. B. bei pyrolytischen Prozessen, wie Verschwelung oder Verbrennung) oder aber im Sinne einer Immobilisation wird die giftige Substanz durch Überführung in ein weniger reaktives Derivat bzw. durch Veränderung der Löslichkeit oder durch physikalische Fixierung an ein inertes Trägermaterial in ihrer Gefährlichkeit für den Menschen und die Umwelt eingeschränkt (z. B. Ausfällung toxischer Schwermetalle, Adsorption von Giftgasen an Aktivkohle, Veresterung oder Verätherung alkoholischer und phenolischer Gruppen in giftigen Verbindungen, Amalgamierung von Metallen usw.). Vom unspezifischen chemischen Abbau zur möglichst weitgehenden Zerstörung einer giftigen Verbindung bis zur spezifischen toxizitätswandelnden Metabolisierung und zur gelenkten Entgiftung mit dem Ziel der Gewinnung definierter, zur Weiterverwendung geeigneter Abbauprodukte, spannt sich ein weiter Bogen methodischer Möglichkeiten. Ausgewählte Beispiele hierfür sind in den folgenden Abschnitten dargestellt.

Zu den prinzipiellen methodischen Möglichkeiten der Durchführung von Entgiftungsmaßnahmen sei an dieser Stelle nur soviel gesagt, daß die Entscheidung über die anzuwendende Methode — abgesehen von Extremsituationen bei Katastrophenfällen — weitgehend durch ökonomische Kriterien festgelegt ist. Diese zielen entweder auf eine kostensparende Weiterverwendung der Entgiftungsprodukte als Sekundärrohstoffe (Recycling) oder auf die materialsparende Vernichtung durch thermische oder katalytische bzw. gekoppelt thermisch-katalytische Verbrennung ab. Demgegenüber sind alle jene Entgiftungsmethoden, die die vergleichsweise hohe kosten- und materialintensive chemische Umsetzung mit definierten Entgiftungsmitteln in stöchiometrischen Mengen oder gar im Entgiftungsmittelüberschuß beinhalten, nur für solche Fälle in Betracht zu ziehen, wo die Besonderheiten der Umstände (Katastrophenfälle, Havariesituationen, besondere Sicherheitskriterien, spezifische Umweltschutzbedingungen usw.) oder der spezielle chemisch-toxikologische Charakter der zu entgiftenden Verbindungen dies zwingend notwendig machen (z. B. die Entgiftung chemischer Kampfstoffe unter besonderen militärischen Einsatzbedingungen oder die schwierige Zugängigkeit giftiger Verbindungen, wie es im Falle von Wasservergiftungen ebenso wie bei der Entgiftung von Textilien und hochwertigen technischen Materialien vorkommen kann). Die thermische Entgiftung durch Verbrennen des Giftes ist eine im großen Stil angewandte industrielle Methode, die keine verfahrenstechnischen

Schwierigkeiten bietet. Sie beruht auf der Zumischung eines Verbrennungsmittels (meist Altöl oder andere, minderwertige Energieträger) zur giftigen Verbindung in speziell dafür konstruierten Feuerungssystemen, gegebenenfalls auch unter Nutzung herkömmlicher technischer Feuerstätten in Kraftwerken usw.

Die katalytische Entgiftung ist vorerst technisch nur für gasförmige bzw. leichtflüchtige Gifte entwickelt und beruht auf dem Einsatz von Kontaktmassen nach dem Prinzip der heterogenen Katalyse (meist in Kombination mit einem energieliefernden Verbrennungsprozeß). Die katalytische Entgiftung in homogener Phase und insbesondere im wäßrigen Milieu bleibt vorerst auf nur wenige Spezialfälle begrenzt (z. B. die katalytische Entgiftung hochtoxischer phosphororganischer Ester im Wasser durch Kupferaminkomplexe oder durch Wasserstoffperoxid). Eine Variante gemischt heterogener und homogener katalytischer Entgiftung zeichnet sich in der Verwendung der Tetra-erdalkalialuminat-(-ferrit-)-hydrate ab (vgl. dazu S. 61). Diese wie auch eine Reihe anderer aussichtsreicher katalytischer Entgiftungsmethoden stehen jedoch vorerst noch zu sehr im Entwicklungsstadium, als daß an eine umfassende praktische Nutzung in absehbarer Zeit zu denken ist.

Unter den chemischen Entgiftungsverfahren kommt nach wie vor der oxidativen Entgiftung die größte Bedeutung zu. Dies gilt sowohl für Entgiftungsprozesse im Laboratorium und Technikum als auch in der industriellen und kommunalen Praxis. Abgesehen von der nur im Laboratorium und lediglich in bzw. für Glas- und Porzellangeräte anwendbaren radikalen Oxidation mittels Chromschwefelsäure oder Königswasser (Methoden, mit denen schon jeder Chemielaboranten-Lehrling vertraut gemacht wird), sind es für die oxidative Entgiftung vor allem die Hypochlorite (Natrium-, Kalium- und Calciumhypochlorite) und die Chloramine (Chloramin-B und -T), denen die mit Abstand größte praktische Bedeutung zukommt. Sowohl die Hypochlorite (insbesondere Calciumhypochlorit) gibt es in verschiedenen Handelsqualitäten (z. B. Natrium- oder Kaliumhypochlorit-Lösungen vom Typ des Eau de Javelle und des Eau de Labarraque sowie die unterschiedlichen Calciumhypochloritsorten, wie vorzugsweise das Perchloron) als auch die Chloramine, welche jedoch aus preislichen Gründen und wegen ihrer teilweise erheblichen Neigung zur explosiven Zersetzung heute auf die wasserlösliche, als trockenes Pulver relativ gut lagerstabile Natrium-monochloramintoluolsulfonsäure sowie auf die wasserunlösliche Dichloramintoluolsulfonsäure begrenzt sind (diese Einschränkung trifft zumindest für die hier erörterte zivile Verwendung der Chloramine zu).

Daneben wären für die chemische Entgiftung natürlich noch technische Säuren und Laugen zu nennen sowie eine Vielzahl spezieller Produkte, die als Entgiftungsmittel Verwendung finden können. Wesentliche Beispiele hierfür finden sich im Abschnitt 2.2.

Welche Entgiftungsmittel zur Anwendung kommen, wird stets durch die spezielle Problemstellung bestimmt und —wie bereits erwähnt — durch ökonomische Parameter begrenzt. So wird sich die für die oxidative Entgiftung von Olefinen, Alkoholen, Aldehyden und Arylalkylkohlenwasserstoffen sehr gut geeignete benzolische Lösung des Kaliumpermanganat in Gegenwart des Kronenäthers Dicyclohexyl-18-crown-6 wohl kaum als handelsübliche Entgiftungsmittel durchsetzen können.

Vor einer jeden zu lösenden Entgiftungsaufgabe sollte desweiteren auch unbedingt die Liste der inkompatiblen, d. h. heftig miteinander reagierenden Substanzen (siehe Tab. 1) eingesehen werden, um zusätzliche Komplikationen und Unfälle zu vermeiden.

Welches Entgiftungsverfahren und welche Entgiftungsmittel auch immer zur Anwendung kommen, stets wird der Erfolg der Entgiftung bzw. der Grad ihrer Vollständigkeit durch geeignete analytische Methoden überprüft werden müssen. Die analytische Kontrolle der Entgiftungsvorgänge ist daher ein entscheidender Bestand-

Tabelle 1

Inkompatibel, weil heftig miteinander reagierende Chemikalien
(nach S. ALLISSON, Chemische Rundschau 27 (1974), 17)

Grundstoff	keinen Kontakt mit
Acetylen	Halogen, Kupfer, Quecksilber, Silber
Alkalimetalle auch Aluminium- u. Magnesiumpulver	Wasser, Halogene, chlorierte Kohlenwasserstoffe, HCN, CO_2 (Feuerlöscher)
Ammoniak (wasserfrei)	Hg (Manometer), Halogene, Calciumhypochlorit, HF
Ammoniumnitrat	Metallpulver, Säuren, Chlorate, Nitrite, Schwefel, brennbare Lösungsmittel, feinverteilte brennbare Feststoffe
Anilin	Salpetersäure, Perhydrol
Aktivkohle	Calciumhypochlorit, alle oxidierenden Reagenzien
Blausäure	Salpetersäure, Alkalimetalle
Brennbare Lösemittel	Ammoniumnitrat Chromsäure, Halogene, Perhydrol, Natriumperoxid, Salpetersäure
Brom und Chlor	Metallpulver, Wasserstoff, Ammoniak, Acetylen, Butadien, Methan, Propan, Buten, Terpentine, Benzol
Chlordioxid	Ammoniak, H_2S, Phosphin, Methan
Chlorkalk (trocken)	oxidable Substanzen
Chlorate	Metallpulver, Ammoniumsalze, Säuren, Schwefel, feinverteilte brennbare Feststoffe
Chromsäure	Essigsäure, Naphthalin, Campher, Glycerin, Terpentine, Alkohol, brennbare Lösemittel
Cumolhydroperoxid	anorganische und organische Säuren
Eisessig	Chromsäure, Salpetersäure, Perchlorsäure, Peroxide, Permanganat
Fluor	mit nichts in Kontakt bringen!
Fluorwasserstoffsäure (wasserfrei)	Ammoniak (wäßrig, oder wasserfrei)
Jod	Ammoniak (wäßrig, oder wasserfrei), Wasserstoff, Acetylen
Kaliumchlorat	anorganische Säuren
Kaliumperchlorat	speziell Schwefelsäure
Kaliumpermanganat	Schwefelsäure, Äthylenglykol, Benzaldehyd, Glyzerin
Kohlenwasserstoffe, aliph. und aromatisch (z. B. Propan, Butan, Benzine, Terpentine, Benzol)	Halogene, Chromsäure, Natriumperoxid
Natriumperoxid	Äthylacetat, Äthylalkohol, Äthylenglykol, Benzaldehyd, Eisessig, Essigsäureanhydrid, Glycerin
Oxalsäure	Quecksilber, Silber

Tabelle 1 (Fortsetzung)

Grundstoff	keinen Kontakt mit
Perchlorsäure	Wismut und Legierungen, Essigsäureanhydrid, Alkohol, Papier, Holz, Zucker
Sauerstoff (flüssig!)	alle organischen brennbaren Materialien (Asphalt!)
Schwefelkohlenstoff	Natriumperoxid
Schwefelsäure	Kaliumchlorat und -perchlorat, Kaliumpermanganat
Schwefelwasserstoff	rauchende Salpetersäure, oxidierende Gase
Silber	Ammoniumverbindungen, Acetylen, Oxalsäure, Weinsäure

teil derartiger Arbeiten, ob im Laboratorium und Technikum oder ob in der Industrie und im Territorium. Hierauf wurde einleitend bereits eindringlich hingewiesen. Trotzdem soll noch einmal mit Nachdruck unterstrichen werden, daß die von der Analytik zu lösenden Aufgaben vielfältig und kompliziert sind, insbesondere was die Endpunkterkennung der Entgiftung in Gegenwart einer Vielzahl von Spalt- und Nebenprodukten sowie überschüssigem Entgiftungsmittel betrifft. Bedenkt man, daß die große Anzahl zu berücksichtigender Verbindungen noch durch natürlicherweise vorhandene Inhaltsstoffe des Wassers und des Bodens oder der Atmosphäre in ihrem analytischen Nachweis und der quantitativen Bestimmung gestört werden können, dann wird wohl auch dem Fernerstehenden die Schwierigkeit der Aufgabe einer zuverlässigen Entgiftungsanalytik verständlich.

2.2. *Die wichtigsten Entgiftungsmittel*

2.2.1. *Die anorganischen Entgiftungsmittel*

Die anorganischen Entgiftungschemikalien haben bereits seit dem ersten Weltkrieg die größte Bedeutung, weil sie preisgünstig, einfach zugängig sowie von hoher Wirksamkeit sind. Wobei damals vor allem der Aspekt der Kampfstoffentgiftung im Vordergrund des Interesses stand. Als bedeutendstes und bekanntestes Entgiftungsmittel ist der Chlorkalk zu nennen.

Chlorkalk besteht aus einem Gemisch verschiedener Produkte, die bei der großtechnischen Einwirkung von elementarem Chlorgas auf gekörntes Calciumhydroxid entstehen. Das Calciumhypochlorit ist der „aktive Bestandteil" des Chlorkalks. Daneben findet sich in diesem Gemisch Calciumhydroxid in wechselnder Menge. Die beiden Komponenten bilden zudem untereinander oder mit $CaCl_2$ sowie H_2O Doppel-, Tripel- und höhere Salze. Seit langem ist man bestrebt, die Chlorkalkherstellung so zu lenken, daß ein möglichst hoher Anteil an wirksamen Calciumhypochlorit gebildet wird. Vermindert man die Begleitsubstanzen auf ein Mindestmaß, so erhöht sich gleichzeitig die Stabilität, also die Haltbarkeit des Chlorkalks, weil einige dieser Begleitsubstanzen die allmähliche Zersetzung des aktiven Anteils im Chlorkalk begünstigen. In der älteren Literatur wird für den Chlorkalk die angenäherte Formel $3\,CaCl(OCl), CaO, 6\,H_2O$ angegeben. Sie entspricht jedoch nicht den tatsächlichen Verhältnissen. Der Lehrbuchformel gemäß müßte der Chlorkalk einen Aktivchlorgehalt von 49 Masseprozenten aufweisen. Die besten Herstellungsverfahren der Industrie vermögen jedoch nur maximal 39 Prozent, in der Regel nur 36 bis 37 Prozent zu erreichen. (Der aktive Chlorgehalt ist das in Prozent angegebene Oxidationsvermögen einer Verbindung im Vergleich zu der Oxidationswirkung einer gleichen Menge Chlor).

Technischer Chlorkalk ist ein weißes bis schwach graues lockeres Pulver mit mehr oder weniger intensivem „chlorartigem" Geruch (beruht teils auf freiem Chlor, teils auf unterchloriger Säure, die durch die Einwirkung der Kohlensäure der Luft auf Chlorkalk freigemacht wird). Der Chlorkalk kann nur begrenzt gelagert werden, da er allmählich zersetzt wird; die Kontrolle der Lagerbestände ist deshalb in bestimmten Zeitabständen durchzuführen. Die durch die Feuchtigkeit und den Kohlensäuregehalt der Luft bedingte Zersetzung des Chlorkalks bewirkt die Bildung von Calciumcarbonat, Chlor und unterchloriger Säure. Die günstigste Aufbewahrung des Chlorkalks erfolgt in Holzfässern oder kunstharzlackierten Blechtrommeln, die in trockenen Lagerräumen untergebracht werden müssen.

Chlorkalk reagiert mit zahlreichen organischen Substanzen sehr heftig. In einigen Fällen kann eine organische Substanz beim Hinzufügen von trockenem Chlorkalk entflammen. Für die meisten Anwendungszwecke arbeitet man daher nicht mit trockenem Chlorkalk, sondern mit Chlorkalklösungen. Der Anteil an Calciumhydroxid im technischen Chlorkalk bedingt, daß man kein restloses Auflösen des Produktes erreicht. Bei hochkonzentrierten Chlorkalklösungen bzw. -aufschlämmungen ist zu beachten, daß sich der Calciumchloridanteil des Chlorkalkes viel schneller und vollständiger löst als der für die Entgiftung wesentliche Anteil an Calciumhypochlorit. Durch gründliches Verreiben des unlöslichen Bodensatzes, welcher anfänglich noch Teile des schwerer löslichen Calciumhypochlorits enthält, bringt man allmählich sämtliches Hypochlorit in Lösung. Der unlösliche Anteil des Chlorkalks bereitet Schwierigkeiten, wenn solche Chlorkalklösungen aus Entgiftungsgeräten verspritzt oder versprüht werden sollen. Um das Verstopfen der Düsen und Rohrleitungen zu vermeiden, muß man für eine mikrofeine Verteilung des unlöslichen Anteils sorgen, was oftmals nicht leicht ist. Für die meisten Zwecke verfährt man daher primitiver, aber deshalb nicht minder wirkungsvoll, indem man in großen hölzernen oder irdenen Bottichen die „Chlorkalkbrühe" anrührt und dann durch Schlammpumpen oder mit geeigneten Tragegefäßen die Entgiftungslösung zum Einsatzort transportiert. Daß man solche Vorratsbottiche so nahe wie möglich am Einsatzort anlegt, ist selbstverständlich. Gelegentlich wird man auch den streufähigen Chlorkalk trocken auf die zu entgiftenden Flächen auftragen und im Moment der Zugabe soviel Wasser zufügen, daß ein breiartiger Belag entsteht.

Durch heftiges Schrubben mit Bürsten oder Besen sorgt man alsdann für ein inniges Vermischen des Entgiftungsbreis mit der zu entgiftenden Substanz. Der geringe Anteil an entgiftungsaktivem Calciumhypochlorit sowie der Gehalt an unlöslichem Calciumhydroxid im technischen Chlorkalk waren Veranlassung, aktivere und löslichere Chlorkalksorten zu entwickeln. Solche neuen Chlorkalksorten (im damaligen Deutschland vom IG-Farbenkonzern entwickelt) sind auf Grund des komplizierten technischen Prozesses im Preis wesentlich höher. Dennoch hat man die Produktion des „klassischen“ Chlorkalks bis heute nicht eingestellt, wendet allerdings die hochaktiven Präparate an, wenn der finanzielle Mehraufwand gerechtfertigt ist. Die sich bei Entgiftungen abspielenden chemischen Reaktionen des vorbeschriebenen Chlorkalks und der hochaktiven neueren Chlorkalkprodukte sind prinzipiell gleich.

Die Entwicklung hochwirksamer Chlorkalksorten hat sich seit etwa 1920 auf die Reindarstellung des Calciumhypochlorits, $Ca(ClO)_2$, konzentriert, wobei schon seit 1906 in beschränktem Umfange von der chemischen Industrie Vorversuche in dieser Richtung unternommen wurden. Reinstes Calciumhypochlorit müßte 99,2 Prozent aktives Chlor enthalten; das bedeutete für die Praxis eine Verminderung der Lager- und Transportkapazität auf fast ein Drittel des bisherigen Volumens bei gleichbleibender Entgiftungsleistung. Dieser Idealfall ist nicht verwirklicht. Aber Produkte mit 75 bis 80 Prozent Aktivchlor sind heute großtechnisch herstellbar.

Während man den oben besprochenen Chlorkalk auf trockenem Wege gewinnt, wird technisches Calciumhypochlorit auf nassem Wege durch spezielle Kristallisationsprozesse hergestellt. Ein solches Calciumhypochlorit war in Deutschland das Basogrelit der IG-Farben (Formel: $Ca(ClO)_2 \cdot 2\,Ca(OH)_2$). Das Handelsprodukt Basogrelit ist nur eine Etappe auf dem Entwicklungsweg zu den hochaktiven Produkten. Das Caporit hat etwa 60 Prozent Aktivchlorgehalt, und ein halbbasisches

Calciumhypochlorit mit dem Handelsnamen Perchloron weist einen wirksamen Chlorgehalt von 73 Prozent auf.

Bereits einfacher technischer Chlorkalk vermag sich mit leichtoxidierbarem organischen Material unter Flammenerscheinung umzusetzen. In weitaus größerem Maße ist dies natürlich bei Produkten vom Typ des Perchlorons der Fall. Lager- und Transportbedingungen komplizieren sich dadurch, und die Verwendung in der Entgiftungspraxis ist an gesonderte Unterweisung des Entgiftungspersonals gebunden. So zeigte sich vor und während des zweiten Weltkrieges, daß diese hochaktiven Calciumhypochloritpräparate für Luftschutzzwecke (d. h. also in der Laienhandhabung) zu reaktionsfähig sind. Im faschistischen Deutschland hat die IG-Farbenindustrie aus diesem Grunde Perchloron mit Calciumhydroxid gestreckt und dieses etwa 42 Prozent Aktivchlor enthaltende Gemisch unter dem Namen Losantin in den Handel gebracht. Außer ihrem (gegenüber normalem Chlorkalk) gesteigerten Aktivchlorgehalt zeichnen sich die Calciumhypochloritpräparate vom Typ Basogrelit und Perchloron vornehmlich durch ihre gute Stabilität aus.

Der normale Chlorkalk verliert im Testversuch bei 45 °C (Tropenbedingungen) nach 50 Tagen fast völlig seine Aktivität, wogegen technisches Calciumhypochlorit des Typs Basogrelit unter gleichen Bedingungen einen Abfall des Aktivchlorgehaltes von 60 Prozent auf nur 55 Prozent aufweist. Die Unterschiede zwischen den Produkten verschiedenen Aktivchlorgehaltes drücken sich besonders in der Heftigkeit, also dem zeitlichen Ablauf der Entgiftungsreaktion aus. So wichtig zwar der zeitliche Ablauf der Entgiftungspraxis ist, tritt er doch in den Umsetzungsgleichungen nicht in Erscheinung. Die Aktivchlorpräparate (hierunter wollen wir jetzt Chlorkalk und Calciumhypochlorit aller Sorten verstehen) vermögen hauptsächlich auf dreierlei Weise organische Substanzen anzugreifen: Je nach dem Aktivchlorgehalt wirken die Chlorkalk- bzw. Calciumhypochlorit-Sorten chlorierend und oxidierend; als dritter Faktor kommt noch die alkalische Wirkung (die sich in Verseifungen und anderen Spaltungsreaktionen als Wirkung des Calciumhydroxids äußert) hinzu.

Leider kann man für die Entgiftungspraxis nicht gleich die reine unterchlorige Säure verwenden und damit den Umweg über die verschiedenen Chlorkalksorten vermeiden, da reine unterchlorige Säure oder ihre konzentrierte Lösung nicht herstellbar sind. Beispielsweise ist eine 30prozentige Lösung der unterchlorigen Säure nur bei $-20\,°C$ längere Zeit haltbar. Man muß sich also der Salze der unterchlorigen Säure bedienen, unter denen die Calciumsalze, also die Calciumhypochlorite die technisch wie wirtschaftlich geeignetsten sind. Lösungen des Natrium- und des Kaliumhypochlorits werden als sogenannte Bleichlaugen industriell genutzt. Ihr Aktivchlorgehalt liegt bei etwa 13,5 Prozent. Als zusätzliche Entgiftungsmittelreserven sind diese Chlorbleichlaugen durchaus bedeutungsvoll.

Nachfolgend werden weitere anorganische Chemikalien, die als Entgiftungsmittel einsetzbar sind, besprochen. Wenn diese Substanzen auch in ihrer Bedeutung für die Entgiftungspraxis nicht an den universell einsetzbaren Chlorkalk heranreichen, so stellen sie doch für begrenzte Einsatzbereiche wertvolle Entgiftungsstoffe dar. Da im Bedarfsfalle der Chlorkalk bzw. die verschiedenen Hypochlorite ohnehin nicht in unbegrenzter Menge verfügbar sind, ist die Kenntnis solcher zusätzlicher Entgiftungsstoffe nützlich.

Natriumchlorit, $NaClO_2$, hat in den letzten beiden Jahrzehnten steigende industrielle Bedeutung gefunden. Neben zahlreichen speziellen zivilen Anwendungsbereichen sind seine Entgiftungseigenschaften und der mögliche Einsatz als Desinfektionsmittel zu beachten. Im Vergleich zu anderen Aktivchlorpräparaten entspricht 1 kg Natriumchlorit einem Oxidationswert von 1,57 kg Aktivchlor. Natriumchlorit ist ein großtechnisch heute leicht zugängliches Oxidationsmittel. Es weist gegenüber den Hypochloriten einige beachtliche Vorteile auf. Dies sind vor allem seine Stabilität, ferner die Möglichkeit der Herstellung ohne störende Begleitprodukte. Weiterhin besteht gegenüber dem Hypochlorit der Vorteil, das Oxidationspotential mit dem Säuregehalt der Lösung variieren zu können und schließlich die Kombinationsfähigkeit mit anderen Oxidationsmitteln, die eine bisher nicht mögliche Abstufung von milder Oxidation (beispielsweise beim Bleichen oder Entgiften von Textilien) bis zur rapiden oxidativen Zerstörung (für Desinfektions-, Entseuchungs- und Schnellentgiftungszwecke) erlaubt.

In der Sicherheit der Handhabung ist Natriumchlorit vergleichbar mit den Hypochloriten und Chloraten. Eine ausgesprochene Explosivität liegt nicht vor, allerdings muß genau wie bei den hochaktiven Chlorkalken der Kontakt mit organischen Substanzen vermieden werden, da auch Natriumchlorit mit organischen Substanzen unter Flammenerscheinung reagieren kann. Besonders gefahrvoll ist für das Natriumchlorit der Kontakt mit Schwefel, jedoch wird in der Entgiftungspraxis diese Gefahr nur selten auftreten. Auf die großtechnische Herstellung des Natriumchlorits kann im einzelnen nicht eingegangen werden. Das gebräuchlichste Verfahren geht vom Chlordioxid, ClO_2, aus. Hierbei wird das Chlordioxid mit Natronlauge umgesetzt und es bildet sich dabei neben Natriumchlorit auch Natriumchlorat:

$$2\,ClO_2 + 2\,NaOH \rightarrow NaClO_2 + NaClO_3 + H_2O$$

Durch Zusatz geeigneter Reduktionsmittel läßt sich der Anteil an Natriumchlorat zugunsten des Natriumchlorits vollkommen zurückdrängen. Man erhält also ein sehr reines technisches Natriumchlorit.

Reines Natriumchlorit ist ein schneeweißes Kristallpulver, technisches färbt sich hingegen nach längerer Lagerung infolge geringer Mengen abgespaltenen Chlordioxids schwach grün-gelblich. Die Verfärbung kann durch geringen Alkalizusatz verhindert werden. Natriumchlorit ist bis 150 °C temperaturbeständig, oberhalb 150 °C zerfällt es in Natriumchlorid, Natriumchlorat und Sauerstoff. Seine Löslichkeit in Wasser — für die Entgiftungspraxis eine wesentliche Eigenschaft — ist sehr gut. Bei 5 °C lösen sich 34, bei 30 °C 46 und bei 45 °C 53 Masseprozente Natriumchlorit in Wasser. Wird Natriumchlorit angesäuert, so zersetzt es sich unter Bildung des äußerst reaktionsfähigen und aggressiven Chlordioxids. Von dieser Reaktion macht man bei der Wasserdesinfektion und -entgiftung Gebrauch. Je nach den Bedingungen sind zwei Reaktionswege der sauren Natriumchloritlösung möglich:

$$5\,NaClO_2 + 4\,HCl \rightarrow 4\,ClO_2 + 5\,NaCl + 2\,H_2O$$

also Bildung von Chlordioxid neben Natriumchlorid, oder

$$4\,NaClO_2 + 2\,HCl \rightarrow 2\,ClO_2 + NaClO_3 + 3\,NaCl + H_2O$$

Bildung von Chlordioxid neben Natriumchlorid und Natriumchlorat.

Natriumchloritreste in Gefäßen oder in Lösung können schnell und sicher durch Natriumsulfit oder -bisulfit vernichtet werden (Bildung von Natriumchlorid und Natriumsulfat).

Für die Entgiftungspraxis wichtig ist die Reaktion des Gemisches von Natriumchlorit und Hypochlorit (z. B. aus Chlorkalk), welches gleichfalls zu dem organische Substanzen schnell vernichtenden Chlordioxid führt:

$$3\,NaClO_2 + 2\,HClO \rightarrow 2\,ClO_2 + NaClO_3 + 2\,NaCl + H_2O$$

Will man chloratfreie Chlordioxidlösungen erhalten, so leitet man Chlor in Natriumchloritlösung ein:

$$2\,NaClO_2 + Cl_2 \rightarrow 2\,ClO_2 + 2\,NaCl$$

Unter dem Namen Textone bzw. C2 wird Natriumchlorit in den USA in ständig steigendem Umfange produziert. In Deutschland hat vor und während des zweiten Weltkrieges der ehemalige IG-Farbenkonzern (u. a. im Elektrochemischen Kombinat Bitterfeld) am Auf- und Ausbau der großtechnischen Natriumchloritherstellung gearbeitet. Nach 1945 ist die großtechnische Herstellung von den ehemaligen IG-Betrieben BASF in Ludwigshafen, Farbwerke Höchst, Bayer-Leverkusen und vornehmlich der DEGUSSA in Frankfurt/M. ausgebaut worden. In der DDR wird Natriumchlorit im VEB Chemisches Kombinat Bitterfeld hergestellt.

Sulfurylchlorid, SO_2Cl_2, ist seit Jahren ein geschätztes Entgiftungsmittel, wenngleich seine Verwendung auch an einige grundsätzliche Beschränkungen gebunden ist. Sulfurylchlorid ist ein verhältnismäßig billiges großtechnisches Produkt. Die industrielle Herstellung geht von Schwefeldioxid und Chlor in Gegenwart von Aktivkohle als Katalysator aus. Sulfurylchlorid ist eine leichtbewegliche, in reinem Zustand wasserhelle Flüssigkeit mit erstickendem Geruch. An der Luft raucht diese Flüssigkeit etwas, da sie feuchtigkeitsempfindlich ist. Sulfurylchlorid für technische Zwecke ist mehr oder weniger gelblich gefärbt. Der Siedepunkt beträgt 69 °C, der Erstarrungspunkt —54 °C.

Der niedrige Siedepunkt, der aggressive chemische Charakter und die Wasserempfindlichkeit des Sulfurylchlorids verlangen besondere Handhabungs- und Lagerbedingungen. Der Transport größerer Mengen wird in Spezialkesselwagen durchgeführt. Kleine Mengen werden in hermetisch verschließbaren Spezialfässern aus Eisen transportiert und in kühlen, trockenen Räumen mit guter Ventilationsmöglichkeit gelagert. Ab- und Umfüllarbeiten müssen grundsätzlich mit angelegtem Atemschutzgerät sowie geeigneter säurefester Schutzbekleidung ausgeführt werden.

Sulfurylchlorid greift jegliches Gewebe, Leder, Metallteile, also auch Maschinen, Waffen sowie feinmechanisch-optische Geräte u. ä. äußerst heftig an. Deshalb beschränkt sich sein Einsatz auf die Entgiftung des Geländes, von Verbindungswegen, Stein- und Betonbahnen sowie -gebäuden und technischer (nicht optischer) Gläser und Keramikwaren. Man wendet Sulfurylchlorid meist in 50prozentiger Verdünnung mit Dichloräthan, Petroleum oder anderen indifferenten Lösungsmitteln an (z. B. zur Entgiftung von Pb-tetraäthyl). Die Handhabung wird dadurch günstiger, der Verbrauch wirtschaftlicher und die zu entgiftenden Giftstoffe werden durch das Lösevermögen des betreffenden Verdünnungsmittels vollständiger mit dem Sulfurylchlorid zur Reaktion gebracht. In feuchtem oder gar verschneitem Gelände setzt man Sulfurylchlorid zur Entgiftung nicht ein, da es durch Wasser schnell in Schwefelsäure und Salzsäure nach der Gleichung

$$SO_2Cl_2 + 2\,H_2O \rightarrow H_2SO_4 + 2\,HCl$$

zersetzt wird und zur Entgiftung unwirtschaftlich große Mengen verbraucht würden.

In der chemischen Industrie wird Sulfurylchlorid als Wasserentziehungs- ferner als Chlorierungsmittel sowie zur Einführung der SO_2-Gruppe in organische Verbindungen verwendet.

W a s s e r s t o f f p e r o x i d, H_2O_2, ist für die Entgiftungspraxis als Oxidationsmittel und zur Beschleunigung der entgiftenden Spaltung, z. B. hochtoxischer Phosphorsäureesterkampfstoffe vom Typ Sarin und Soman, bedeutungsvoll. Reines hundertprozentiges Wasserstoffperoxid findet nur für Spezialzwecke (z. B. Raketentreibstoff) Verwendung; seine Handhabung ist sicherheitstechnisch problematisch. Für die Entgiftungspraxis werden verdünnte wäßrige Lösungen des Wasserstoffperoxids verwendet. Vorzugsweise benutzt man solche wäßrige Lösungen mit 3 oder 30 Masseprozenten H_2O_2. Die 30prozentige Wasserstoffperoxidlösung ist im Handel unter dem Namen Perhydrol bekannt. Daneben werden Wasserstoffperoxidpräparate („festes Wasserstoffperoxid") gehandelt.

Die feste Form des Wasserstoffperoxids beruht auf der Eigenschaft dieser Verbindung, mit einigen organischen Substanzen zu Additionsverbindungen (Anlagerungsverbindungen) zusammenzutreten. Solche H_2O_2-Additionsverbindungen sind lagerbeständig, geruchsfrei und gut dosierbar. Beispiele solcher H_2O_2-Additionsverbindungen sind das $2\,Na_2CO_3 \cdot 3\,H_2O_2$ oder das H_2O_2-Harnstoffaddukt (Handelsname „Ortizon" des VEB Zelluloidwerk Eilenburg). Die 3- oder 30prozentige Lösung des Wasserstoffperoxids ist wasserklar, farb- und geruchlos. Die Lösungen müssen kühl und lichtgeschützt (braune Flaschen) aufbewahrt werden, da Wärme und Licht, aber auch Staub, Metallspuren oder Alkali die Lösungen allmählich zersetzen, gemäß der Gleichung:

$$2\,H_2O_2 \rightarrow 2\,H_2O + O_2$$

Diesen Zerfall kann man durch Zusatz geeigneter Stabilisatoren aufhalten bzw. verzögern (geeignete Stabilisatoren sind geringste Mengen Phosphorsäure, Natriumpyrophosphat, gewisse Silikate, Harnstoff, Harnsäure, verdünnte Schwefelsäure usw.). Die technische Herstellung erfolgt heute elektrolytisch aus Ammonium- oder Kaliumpersulfat. Ein älteres Verfahren stellt Wasserstoffperoxid aus Barium- oder Natriumperoxid her.

Bei der Anwendung des Wasserstoffperoxids ist darauf zu achten, daß nicht ohne weiteres das Wasserstoffperoxid mit anderen Entgiftungsmitteln kombiniert werden kann. So würde es beispielsweise auf Kaliumpermanganat oder Chlorkalk reduzierend oder auf Natriumsulfid oxidierend einwirken und dabei nicht nur diese Stoffe, sondern auch sich selbst für die Entgiftung wertlos machen. Neben der Einsatzmöglichkeit des Wasserstoffperoxids für die Entgiftung zahlreicher Schadstoffe spielt es außerdem als Desinfektionsmittel vornehmlich für die äußere Anwendung (am Menschen) eine Rolle. Auch in der Wundbehandlung kommt es verstärkt zum Einsatz (Elawox).

Kaliumpermanganat, $KMnO_4$, ist als Oxidationsmittel verwendbar, spielt jedoch nur eine untergeordnete Rolle in der Entgiftungspraxis. Es ist genau wie das Wasserstoffperoxid als Desinfektions- und Desodorierungsmittel einsetzbar und weist eine gute Hautverträglichkeit auf. Kaliumpermanganat wird vor allem zur Personenentgiftung eingesetzt. Die früher übermangansaures Kali genannte Chemikalie bildet charakteristische tiefpurpurrote, metallisch glänzende Kristalle (Prismen). In 100 g Wasser lösen sich bei 10 °C 4,4 g bei 20 °C 6,5 g, bei 30 °C 9,1 g und bei 40 °C 12,5 g Kaliumpermanganat.

In der Praxis verwendet man 1- bis maximal 3prozentige Lösungen. Durch reduzierende Stoffe (Staub) werden die Lösungen allmählich unter Abscheiden von Braunstein zersetzt. Mit manchen organischen Stoffen vermag Kaliumpermanganat unter Flammenerscheinung zu reagieren. Es darf daher nicht mit beliebigen organischen Materialien zusammen gelagert werden. Die Lösungen des Kaliumpermanganats sind dagegen praktisch ungefährlich, wenngleich auch hier eine sachgemäße Aufbewahrung angezeigt ist, um keine vorzeitige Zersetzung herbeizuführen.

Natriumsulfid, $Na_2S \cdot 9\,H_2O$ (gelegentlich auch noch Schwefelnatrium genannt), ist ein billiges Entgiftungsmittel. Die chemische Industrie stellt Natriumsulfid in großtechnischem Maßstab her, da es für zahlreiche technische Zwecke, z. B. in der Kunstseidenindustrie, in den Gerbereien, ferner für Farbstoffsynthesen und im Bergbau zur Erzaufbereitung ausgedehnte Verwendung findet. Die technische Darstellung erfolgt durch Reduktion des Natriumsulfats mit Kohle in Schmelzöfen bei 850 bis 950 °C. Nach einem modernen technischen Verfahren wird das durch Elektrolyse von Kochsalz an Quecksilberkatoden erhältliche Natriumamalgam mit einer Natriumpolysulfid-Lösung umgesetzt, die ihrerseits aus einem abgezweigten Teil der erzeugten Natriumsulfidlösung gewonnen wird.

Natriumsulfid ist eine hygroskopische, zerfließbare,

farblose Kristallmasse, die durch Polysulfidspuren schwach gelblich gefärbt sein kann. Das technische Produkt ist eine graugelbliche Masse, die hauptsächlich durch Natriumpolysulfide, Natriumthiosulfat und Natriumcarbonat in wechselnder Menge verunreinigt ist. Natriumsulfid ist gut wasserlöslich (100 cm^3 Wasser lösen 18 g Natriumsulfid). Die wäßrige Lösung reagiert alkalisch und ist nicht sehr beständig, da durch den Luftsauerstoff Natriumsulfid in Natriumthiosulfat gemäß der Gleichung

$$2\,Na_2S + 2\,O_2 + H_2O \rightarrow Na_2S_2O_3 + 2\,NaOH$$

verwandelt wird.

Durch Kohlensäure und Luftfeuchtigkeit wird Natriumsulfid ebenfalls angegriffen. Gemäß der Gleichung

$$Na_2S + CO_2 + H_2O \rightarrow Na_2CO_3 + H_2S$$

bildet sich Natriumcarbonat und Schwefelwasserstoff, letzterer bedingt den schwefeligen Geruch des Produktes. Natriumsulfid muß man folglich stets trocken lagern. Lösungen werden unmittelbar vor Gebrauch angesetzt. Falls das nicht möglich ist, empfiehlt es sich, hochkonzentrierte Lösungen zu bevorraten, weil diese beständiger sind. Sie sind am Einsatzort zu verdünnen.

Wenden wir uns nun dem Natriumhydroxid, NaOH, auch Ätznatron genannt, in Form seiner wäßrigen Lösungen als Natronlauge bezeichnet, zu. Natriumhydroxid zählt zu den wichtigsten Grundchemikalien der chemischen Industrie. Es findet in nahezu allen Industriezweigen der anorganischen und organischen Chemie vielfältigste Verwendung. Die Produktion von Natriumhydroxid wird deshalb im Rahmen des Chemieprogramms noch beträchtlich weiter ausgebaut. Das gebräuchlichste großtechnische Herstellungsverfahren für Natriumhydroxid bzw. Natronlauge beruht auf der Chloralkalielektrolyse. Dabei werden wäßrige Kochsalzlösungen durch Gleichstrom von beispielsweise 4000 bis 7000 Ampere und 3,3 bis 5 Volt bei einer Temperatur von 50 bis 80 °C zerlegt. Neben der Natronlauge erhält man bei diesem Verfahren große Mengen Wasserstoff und das sehr wichtige Chlor. In den Großbetrieben der anorganischen Chemie ist daher meist die Produktion der Alkalien mit der der Chlorprodukte gekoppelt.

Natriumhydroxid besteht aus weißen, hygroskopischen Schuppen, Plätzchen, Körnern, Brocken oder Stangen — je nach dem zugedachten Verwendungszweck. Es ist sehr gut in Wasser löslich (bei 0 °C lösen 100 cm^3 42, bei 20 °C 109 und bei 100 °C 342 g NaOH). Bei der Auflösung des Natriumhydroxids in Wasser wird die Lösung infolge der chemischen Wasserbindung (Hydratation) sehr heiß (Vorsicht!). Die stark alkalisch reagierende Natronlauge wirkt schnell und heftig ätzend auf die menschliche Haut. Die Augen sind besonders zu schützen, da alkalische Verätzungen zum Verlust des Augenlichtes führen können. Das Ab- und Umfüllen größerer Mengen Natriumhydroxid oder konzentrierter Natronlauge darf deshalb nur mit Schutzhandschuhen und Schutzbrille ausgeführt werden. Die Kleidung ist vor Spritzern zu schützen, da die konzentrierte Lauge das Gewebe schnell zerstört. Natriumhydroxid in Schuppen-, Plätzchen- oder Körnerform wird am besten mit angelegter Schutzmaske ab- und umgefüllt, da der feine Natriumhydroxidstaub die Schleimhäute sehr stark angreift und dadurch ernste Schädigungen eintreten können.

Natriumhydroxid wie auch konzentrierte Natronlauge sind stark wasseranziehend (hygroskopisch). Es muß daher eine feuchtigkeitssichere Lagerung gewährleistet sein (kleine Mengen in paraffinierten Flaschen, größere Vorräte in Tanks aus Eisen, Stahl oder Nickellegierungen, keinesfalls Aluminium, Zink oder Zinngefäße). Außer dem starken Wasserbindungsbestreben verbindet sich Natriumhydroxid wie auch Natronlauge mit der Kohlensäure der Luft unter Bildung von Natriumcarbonat (Soda). Für luftdichten Verschluß der Lagergefäße ist daher zu sorgen. Durch Natriumhydroxid bzw. Natronlauge ausreichender Konzentration werden z. B. fast alle der bisher bekannten giftigen Phosphorsäureester schnell und vollkommen entgiftet.

Die Entgiftung mit einer starken Lauge, wie es die Natronlauge ist, schränkt natürlich den Anwendungsbereich der Entgiftungslösung ein. So dürfen Textilien nur mit sehr verdünnter Natronlauge für lediglich kurze Zeit behandelt werden, wobei man intensiv nachspülen muß. Natürliche wie auch synthetische Gewebe, Gummi und Kunststoffbekleidungen sind von Fall zu Fall auf ihre Alkaliempfindlichkeit zu prüfen. Die meisten Metallgegenstände werden durch Natronlauge ebenfalls angegriffen; daher dürfen insbesondere feinmechanisch-optische Geräte nicht mit ihr in Berührung kommen. Für grobe Metallteile, Holz, Baumaterialien, Gelände- und Straßenabschnitte und in geringer Konzentration bei nachträglicher gründlicher Wäsche mit viel Wasser kann Natronlauge auch für Autos oder Eisenbahnwagen verwendet werden.

Die entgiftende Spaltung wird auch schon durch Wasser erreicht; denn Wasser enthält in geringer Menge freie Hydroxylionen, die die Spaltungsreaktion bewirken. Eine derartige, durch Wasser herbeigeführte Entgiftung dauert aber zu lange, so daß man durch Erhöhung der Hydroxylionenkonzentration (Natriumhydroxid) den sonst Tage dauernden Vorgang innerhalb weniger Minuten ablaufen läßt. Daher können — wie bereits erwähnt — auch andere, hydroxylionenliefernde Chemikalien (Kalilauge, Kalkmilch, Soda u. a.) an Stelle der Natronlauge zur Entgiftung der Ester u. a. benutzt werden.

2.2.2. *Die organischen Entgiftungsmittel*

Unter den organischen Entgiftungschemikalien sind die Chloramine vor allen anderen die bedeutendsten. Wie bei den vorstehenden Ausführungen über anorganische Entgiftungschemikalien kann auch hier nicht auf die zusätzlichen Einsatzmöglichkeiten als Desinfektions- bzw. Entseuchungsmittel eingegangen werden, obwohl gerade die Chloramine für die Desinfektionspraxis von außerordentlicher Bedeutung sind. In Friedenszeiten werden sie nahezu ausschließlich als Desinfektionsmittel verwendet, wenn man von wenigen Spezialverwendungen als Oxidationsmittel absieht. Die nachstehenden Darlegungen beschränken sich auf eine Auswahl wichtiger Chloramine.

Als Chloramine wird eine Gruppe organischer Verbindungen bezeichnet, in welchen das Chloratom bzw. die Chloratome unmittelbar an ein Stickstoffatom gebunden sind. Es gibt solche Chlor-Stickstoffverbindungen sowohl vom Ammoniak, NH_3, als auch von den organischen Derivaten des Ammoniaks, z. B. den aliphatischen und aromatischen Aminen, Harnstoffen, Hydantoinen, Urethanen, Pyrimidinen, Imidazolen usw. In jedem Falle können die ursprünglich am Stickstoff noch freien Wasserstoffatome ganz oder teilweise durch Chlor ersetzt werden, d. h. im Falle des Ammoniaks kann ein Trichloramin (Stickstofftrichlorid, NCl_3), ein Dichlor- oder Monochloramin, im Falle eines primären Amins ein Dichlor- oder Monochloramin und im Falle eines sekundären oder cyclischen Amins nur ein Monochloramin entstehen. Befinden sich mehrere Stickstoffatome mit freien Wasserstoffatomen im Molekül, kann jedes der Stickstoffatome die angemessene Zahl Chloratome aufnehmen. So gibt es dadurch u. a. Tetra- und auch Hexachloramine. Man kann die Chloramine als amidartige Derivate der unterchlorigen Säure auffassen. Durch Umsetzung mit unterchloriger Säure werden die Chloramine aus Ammoniak oder seinen organischen Derivaten hergestellt. Dabei reicht es häufig aus, in das Reaktionsgemisch Chlor unter solchen Bedingungen einzuleiten, daß hierbei intermediär unterchlorige Säure gebildet wird, die dann sofort weiterreagieren kann. Die Darstellung eines Mono- und eines Dichloramins geben die folgenden Gleichungen wieder (*R* ist hierbei ein beliebiger organischer Rest):

$$R{-}NH_2 + HOCl \rightarrow R{-}NHCl + H_2O$$

$$R{-}NHCl + HOCl \rightarrow R{-}NCl_2 + H_2O$$

Auch die Chloramine selbst können als Derivate der unterchlorigen Säure für die Chlorylierung (so nennt man die am Stickstoff angreifende Chlorierung) benutzt werden:

$$R{-}NCl_2 + R{-}NH_2 \rightarrow 2RNHCl$$

Chloramine werden mehr oder weniger langsam durch Wasser unter Bildung unterchloriger Säure, HClO, zersetzt:

$$R{-}NHCl + H_2O \rightarrow R{-}NH_2 + HOCl$$

Die Oxidationswirkung der Chloramine in wäßrigem Medium ist auf diese Reaktion zurückzuführen. Auf die Bedeutung der unterchlorigen Säure wurde bereits eingehend bei der Besprechung der Chlorkalke bzw. der Calciumhypochlorite hingewiesen. Neben der auf die Bildung von Aktivchlor zurückzuführenden Chlorierung (intermediäre Bildung von unterchloriger Säure oder aber durch Säurezugabe zur Chloraminlösung) vermögen die Chloramine ihr Chlor auch unmittelbar zu übertragen. Diese meist sehr übersichtlich verlaufenden Chlorübertragungen machen einige der Chloramine (neben den entsprechenden Bromaminen) zu wertvollen Chlorierungsmitteln der präparativen organischen Chemie.

Als Entgiftungsmittel sind die Chloramine sowohl im Hinblick auf ihre Oxidations- wie auch auf ihre Chlorierungswirkung bedeutungsvoll.

In der Entgiftungswirkung der Chloramine besteht in zahlreichen Fällen weitgehende Analogie zu den anorganischen Aktivchlorverbindungen. Es erhebt sich die

Frage, worin nun die Vorteile der Chloramine gegenüber den anorganischen Aktivchlorverbindungen bestehen. Als erstes ist zu nennen, daß die Chloramine nicht durch inaktive Nebenprodukte „belastet“ sind. Während es praktisch nicht möglich ist, ein stabiles Calciumhypochlorit hundertprozentiger oder auch nur fünfundneunzigprozentiger Reinheit großtechnisch rentabel herzustellen, ist dies im Falle der Chloramine ohne Schwierigkeiten möglich. Hinzu kommt, daß man unter Verwendung solcher Ausgangssubstanzen mit zwei oder drei chlorierbaren Stickstoffatomen im Molekül zu Aktivchlorverbindungen kommen kann, die weit über einhundert Prozent „Aktivchlor“ enthalten.

Als organische Moleküle besitzen die Chloramine gegenüber den anorganischen Aktivchlorverbindungen den weiteren Vorteil, günstigere Lösungseigenschaften in organischen Lösungsmitteln zu haben. Damit weisen sie auch größere Reaktionsbereitschaft mit anderen organischen Verbindungen, also auch mit zahlreichen Kampfstoffen, auf. Für die Desinfektionspraxis und die Personenentgiftung sind die Eigenschaften der Chloramine natürlich besonders wertvoll, ohne daß hier näher darauf eingegangen werden kann.

Nach der Aufzählung so vieler Vorteile der Chloramine gegenüber den anorganischen Aktivchlorverbindungen dürfen allerdings auch einige schwerwiegende Nachteile nicht verschwiegen werden. Zunächst ist die wirtschaftliche Seite zu nennen. Der Preis der Chloramine liegt erheblich über dem der verschiedenen Chlorkalksorten, deshalb haben sich nur wenige Chloramine (nachstehend werden einige von ihnen eingehender beschrieben) als Industrieprodukte behaupten können. Das billigste der Chloramine ist immer noch teurer als eine gute Chlorkalksorte. Der finanzielle Mehraufwand wird allerdings durch die zahlreichen Vorzüge der Chloramine gegenüber den verschiedensten Chlorkalksorten gerechtfertigt, wenn man die Chloramine dort zur Entgiftung einsetzt, wo ihre besonderen Eigenschaften voll zur Wirkung kommen.

Beispiele dafür sind die schonende Entgiftung von Feingeräten und wertvoller Ausrüstungsgegenstände, die sehr wasserempfindlich sind und deshalb mit organischen Lösungsmitteln, welche Chloramine gelöst enthalten, besser, schneller und wirkungsvoller behandelt werden können. Aber auch die Personenentgiftung bei gleichzeitiger Desinfektion mit geeigneten, verdünnten, wäßrigen Chloraminlösungen, und die in einigen Fällen mögliche Bekleidungsentgiftung muß hier erwähnt werden.

Die Stabilität der Chloramine ist sehr verschieden. Darin liegt ein weiterer Nachteil einiger Chloramine. Neben Chloraminen, die bei Einhaltung der Lagerbedingungen jahrelang lagerbeständig und auch handhabungssicher sind, kennt man solche, die schon durch Spuren von Verunreinigungen schnell, teils sogar explosionsartig zersetzt werden. Jedoch auch in reinstem Zustand sind einige der Chloramine, besonders solche mit drei und mehr Chlorstickstoffbindungen im Molekül, schon durch Schlag oder Stoß zur Explosion zu bringen. Derartige Chloramine scheiden natürlich für die normale technische Verwendung aus.

Die nun eingehender beschriebenen Chloramine haben sich als industrielle Großprodukte durchsetzen können und stellen wertvolle Entgiftungs- und Desinfektionsmittel dar:

Monochloramin T, chemisch: para-Toluolsulfonsäurechloramidnatrium, mit einem Aktivchlorgehalt von 25 Prozent, ist ein weißes kristallines Pulver mit schwachem chlorähnlichem Geruch. Es läßt sich aus heißem Wasser ohne Zersetzung umkristallisieren. Die Löslichkeit in 100 cm^3 Wasser beträgt bei 25 °C etwa 14 g, bei 100 °C 50 g. In organischen Lösungsmitteln ist Monochloramin T *sehr schlecht* löslich. Die Substanz ist besonders in Lösung lichtempfindlich. Monochloramin T ist ein sehr mild, aber nachhaltig wirkendes Produkt. Es findet breiteste Anwendung als Desinfektionsmittel und Antiseptikum. Für die Entgiftungspraxis ist die

Wasserlöslichkeit des Monochloramin T vor allem im Hinblick auf die Waschentgiftung bedeutungsvoll, da es die Textilfaser in entsprechend verdünnten Lösungen kaum schädigt. Allerdings ist auf die Bleichwirkung zu achten. Gleichfalls muß man bedenken, daß speziell ausgerüstete Gewebe (Imprägnierungen usw.) durch das Monochloramin T in ihren Eigenschaften verändert werden.

Monochloramin T ist das älteste Handelsprodukt aus der Klasse der Chloramine; seine technische Herstellung ist dadurch verhältnismäßig billig, da es aus dem in der Saccharinfabrikation als Nebenprodukt anfallenden Toluolsulfochlorid hergestellt wird.

Das in seinem Aktivchlorgehalt etwas günstiger liegende Monochloramin B (Benzolsulfonsäurechloramidnatrium) gleicht in seinen Eigenschaften praktisch völlig dem Monochloramin T, jedoch ist seine technische Herstellung *nicht* so günstig wie im Fall des Toluolderivates.

Dichloramin T, chemisch: para-Toluolsulfonsäuredichloramid, mit maximal 60 Prozent Aktivchlorgehalt, stellt ein weißes kristallines Pulver dar. Es ist praktisch unlöslich in Wasser und mäßig löslich in verschiedenen organischen Lösungsmitteln. Für die Entgiftungspraxis hat sich Dichloräthan als Lösungsmittel bewährt. Dichloramin T und seine Lösungen sind lichtempfindlich. Gegenüber dem Monochloramin ist es in jeder Hinsicht aggressiver. Seine Stabilität ist bei Einhaltung der Lagerbedingungen gut. Ausgangsprodukt für die technische Herstellung ist genau wie beim Monochloramin T das p-Toluolsulfochlorid.

Das dem Monochloramin B entsprechende Dichloramin B, Benzolsulfonsäuredichloramid, gleicht in nahezu allen Eigenschaften dem Dichloramin T.

Ein dem Dichloramin T nahe verwandtes Chloramin ist die para-Dichlorsulfamidbenzoesäure.

Die Substanz besteht aus farblosen Kristallen mit schwachem, chlorähnlichen Geruch. Sie ist lichtempfindlich, in Wasser schwer, in Eisessig gut löslich. Der Aktivchlorgehalt des technischen Produktes beträgt maximal

52,5 Prozent Chlor. Für die Entgiftungs- wie für die Desinfektionspraxis haben das Natriumsalz (Pantosept) und das Natrium-Calciumsalz (Perkuramin) Bedeutung, da diese Salze gut wasserlöslich sind. Damit vereinigt dieses Chloramin den Vorzug der Wasserlöslichkeit des Monochloramin T und B mit dem des günstigen Aktivchlorgehaltes des Dichloramin T und B.

Neben diesen hier beschriebenen Chloraminen sind in beschränktem Umfange noch einige hochaktive Chloramine für die Entgiftungspraxis zu verwenden. Auf Grund der Neigung zu explosiver Zersetzung werden jedoch die hochaktiven Chloramine vorwiegend als Lösungen angewendet und vom Herstellerwerk größtenteils nur in Lösungen versandt. Beispiele für solche hochaktiven Chloramine sind das Trichlormelamin, das Hexachlormelamin, die Trichlorisocyanursäure, das Methansulfonsäuredichloramid. Sämtliche dieser Substanzen sind kristallin, lichtempfindlich und nur unter speziellen Lagerbedingungen längere Zeit haltbar. Sie lassen sich nicht in Wasser, sondern in halogenhaltigen Lösungsmitteln lösen. Für die Desinfektionspraxis sowie als Spezialbleichmittel haben im zivilen Bereich noch folgende Chloramine Bedeutung: N-Chlorsuccinimid, 1,3-Dichlor-5,5-dimethylhydantoin, N-Dichlorcarbaminsäuremethylester, Azo-bis (chlor-formamidin) und Dichlorsulfamidphthalsäure. Im Bedarfsfall könnten diese Chloramine in den Entgiftungsparks gleichfalls Verwendung finden, wenngleich die Kosten gegenüber den anderen Chloraminen um ein Vielfaches höher liegen.

Es gibt bisher keine anderen organischen Entgiftungschemikalien, die in ihrer Bedeutung an die Chloramine heranreichen. Dennoch kommt den Phenolen und ihren Natriumverbindungen sowie Alkoholat-Amin-Gemischen eine gewisse Bedeutung zu. Ferner spielen einige organische Stickstoffverbindungen, hauptsächlich die Hydroxamsäuren und das Urotropin eine begrenzte, hauptsächlich auf die Personenentgiftung beschränkte Rolle.

2.2.3. *Die Behelfsentgiftungsmittel*

Es werden nicht in jedem Falle ausreichende Mengen spezieller Entgiftungsmittel zur Verfügung stehen. Vor allem in Kriegszeiten wird der zivile Selbstschutz auf die öffentlichen Behelfsentgiftungsmittelreserven zurückgreifen müssen. Die Reserven können je nach den örtlichen Gegebenheiten (Industriebetriebe, territoriale Lage, natürliche Vorräte usw.) verschieden sein. Hier nun einige der wichtigsten Behelfsentgiftungsmittel:

Zunächst ist auf den Sand zu verweisen. Man kann vergiftetes Gelände durch Abdecken mit Sand behelfsmäßig wieder begehbar machen. Dabei ist jedoch zu bedenken, daß das Gift nur überdeckt, keinesfalls aber gleichzeitig entgiftet wird. Das Überdecken kann auch mit trockenem Lehm, Torf, Asche oder mit Schlacke erfolgen. Enthält die Abdeckung alkalisch reagierende Bestandteile (z. B. Kalk oder bestimmte Schlackesorten), so wird *nicht nur* abgedeckt, sondern auch eine langsam vorangehende Entgiftung erreicht.

Sehr wirkungsvoll ist weiterhin das Abdecken mit Kohlegrus oder -staub. Die Kohle zeigt nämlich ein hohes Aufnahmevermögen für Gifte aller Art. Jedoch ist auch hier *keine* echte Entgiftung vorhanden. Benutzt man zum Abdecken Kohle, Sägemehl oder Abfälle der Papierindustrie (Papierschnitzel, -fließ usw.), so besteht darüber hinaus die Möglichkeit, den von diesem Material aufgesaugten Schadstoff im Zuge einer gründlichen Nachentgiftung zu verbrennen.

Ist der Giftstoff auf behelfsmäßige Weise mit Kalk, Lehm, Sand, Sägemehl, Kohle, Schlacke oder einem anderen Material überdeckt worden, kann man durch Zugabe von Wasser dafür sorgen, daß er möglichst schnell versickert und vom Wasser allmählich zersetzt wird. Das ist jedoch von den territorialen und jahreszeitlichen Bedingungen abhängig.

Neben den vorgenannten behelfsmäßigen Entgiftungsmitteln kommt den Industrieabfällen als Entgiftungsmittel große Bedeutung zu. So können beispielsweise die Ammoniakabwässer der Gasanstalten zur Entgiftung alkaliempfindlicher Giftstoffe (z. B. der Phosphorsäureester) Verwendung finden. Wertvoll sind auch die Schwelwässer und die phenolhaltigen Abwässer der Braunkohlenindustrie, da sie mit verschiedenen Schadstoffen, wenn auch langsamer als die spezifischen Entgiftungsmittel, zu reagieren vermögen. Bedeutung haben auch die Abwässer der Zellulose- und Kunstseidenindustrie. Die meisten dieser Abwässer enthalten die entgiftungsaktiven Bestandteile nur in hoher Verdünnung. Man benötigt daher beträchtliche Mengen für die Entgiftung. Der oftmals widerwärtige Geruch dieser Abwässer muß in Kauf genommen werden, schließlich ist ein übelriechendes Gelände immer noch besser als ein stark vergiftetes.

2.3. *Ausgewählte Entgiftungsprozesse*

2.3.1. *Physikalisch-chemische Prozesse*

Eine ganze Reihe der technisch angewandten Prozesse zur Schadstoffeliminierung aus Abprodukten und Abwässern gehört zu den physikalisch-chemischen Verfahren. Sie werden in diesem Kapitel übersichtsmäßig dargestellt. Wenn auch unter anderen Voraussetzungen, sind sie jedoch ebenfalls für die labormäßige Beseitigung von Schadstoffen anwendbar. Es handelt sich hierbei — mit Ausnahme der thermischen Prozesse — allerdings nicht um direkte Entgiftungsmethoden, sondern um Verfahren, die zur Abtrennung toxischer Komponenten aus Abfällen, Abwässern und Abgasen dienen, so daß im allgemeinen noch anschließend eine zusätzliche Entgiftung erfolgen muß.

2.3.1.1. Die Chemikalien- und Abwasserverbrennung

Die Verbrennung von hochkonzentrierten Abwässern und Chemikalien erfordert ein Gehalt von mindestens 10% organischer Substanz und führt infolge vollständiger Oxidation zu relativ harmlosen Endprodukten — in der Hauptsache CO_2 und H_2O.

Für die industrielle Anwendung ist dabei der Heizwert des zu verbrennenden Gutes von Bedeutung. Liegt er zu niedrig, müssen Lösungsmittel oder Heizöl (gegebenenfalls billige Altöle) zugemischt werden. Als Verbrennungsanlagen werden herkömmliche Brennkammern, Wirbelschicht- und Drehrohröfen eingesetzt.

Die durch Verbrennung „vernichtbaren" Chemikalien und Abwasserinhaltsstoffe lassen sich in fünf Gruppen unterteilen:

1. Lösliche anorganische Salze wie NaCl, Na_2SO_4, Na_3PO_4. Zu beachten ist hierbei der spezielle Ascheanfall sowie die Emissionen schwer zu entfernender Aerosole. An keramischen Materialien können Schäden durch Phosphate auftreten.

2. Unlösliche anorganische Salze wie $CaSO_4$, $CaCO_3$ und Oxide wie Fe_3O_4. Auch hierbei entstehen zusätzliche Probleme durch Ascheanfall und Schadstoffemission.

3. Mineralsäuren oder Alkalien. Hierbei sind vor allem Korrosionsschäden (Metallteile durch Säuren, keramische Teile durch Alkalien) und Emissionsprobleme zu beachten. Die Alkalien fallen dabei als Schmelzfluß an und können evtl. wiederverwendet werden.

4. Flüchtige organische Verbindungen wie niedere Alkohole, Ketone, Carbonsäureester, Äther u. a. bei denen praktisch keine Asche- und Emissionsprobleme auftreten (Ausnahmen: Lösungsmittel wie *DMF*, *DMSO*, Amine, Nitromethan), bei denen jedoch spezielle Sicherheitsprobleme durch Explosionsgefährdungen entstehen.

5. Nichtflüchtige organische Verbindungen wie Kohlenhydrate, Kondensations- und Polymerisationsprodukte, Fette, Wachse u. a. bei denen kaum ein Ascheanfall zu befürchten ist, deren Verbrennung jedoch — besonders bei halogen-, schwefel- und stickstoffhaltigen Verbindungen — Emissionsprobleme mit sich bringen kann.

Auch für die Entgiftung von Labormengen – entweder unverdünnt oder im Gemisch mit Lösungsmitteln, gegebenenfalls auch als Kieselgur-Sorbat – hat oftmals nur die Verbrennung praktische Bedeutung. Nachfolgend sind einige Laborchemikalien aufgezählt, deren Abfälle zweckmäßigerweise verbrannt werden sollten: gasförmige Stoffe wie Arsin, Phosphin und niedere Kohlenwasserstoffe; aromatische Kohlenwasserstoffe und Benzine; Säurederivate wie Oxalsäure und Maleinsäureanhydrid; Stickstoffverbindungen wie Amine, Nitro- und Nitrosoverbindungen, Alkylnitrate und -nitrite sowie Isocyanate; kleinere Mengen anorganischer und organischer Peroxide; Aluminiumalkyle; Alkali- und Erdalkalimetallreste; elementarer Phosphor.

Diese Abfälle müssen entweder gesammelt und einer Sondermüllverbrennungsanlage zugeführt werden oder in kleinen Mengen an gesicherten Stellen im Freien in Windrichtung (unter Beachtung aller Umstände des Schutzes für Menschen und Tiere in der Umgebung) in kleinen Portionen verbrannt werden.

Neben den reinen Verbrennungsverfahren wird im technischen Maßstab auch zunehmend die Pyrolyse eingesetzt, sowohl für kommunalen Müll als auch für industrielle Sonderabfälle. beispielsweise Altreifen. Sie gilt im allgemeinen als kostengünstiger und weniger umweltbelastend. Zudem fallen weiterverwertbare Produkte wie Schlacken, Prozeßgase und niedermolekulare organische Verbindungen an.

Bei allen Verbrennungs- und Pyrolyseverfahren spielt die Vollständigkeit der Umsetzung und der Ausschluß von Nebenreaktionen (bei unvollständiger Verbrennung!) eine ganz wesentliche Rolle. So gilt es zu gewährleisten, daß in den Abgasen keine höherkondensierten Kohlenwasserstoffe (Benzpyren!) oder – bei chlorphenolhaltigen Komponenten – chlorierte Benzodioxine (*TCDD*!) enthalten sein dürfen. Auch Metallrauche – z. B. bei der Verbrennung von Plastmaterialien (Sn, Zn, Pb u. a.) – müssen in Betracht gezogen bzw. vermieden werden.

2.3.1.2. Reversosmose und Ultrafiltration

Reversosmose und Ultrafiltration sind reversible, bei konstanter Temperatur ablaufende Prozesse, die es theoretisch ermöglichen, verdünnte Lösungen mit einem minimalen Energieaufwand und ohne zusätzliche Aufsalzung der Abwässer aufzukonzentrieren. Membrantechniken sind hauptsächlich in der Reinigung chemischer Abwässer für spezielle Probleme (z. B. Werkstoffrückgewinnung) und in Kombination mit anderen Reinigungs- und Entgiftungsverfahren einsetzbar. Im Labor kommt ihnen vorerst kaum Bedeutung zu. Auch technisch haben beide Methoden noch keinen breiten Einsatz gefunden, da der apparative Aufwand und die damit verbundenen Kosten sehr hoch sind.

Bei diesen Verfahren werden mit Hilfe semipermeabler Membranen unter Anwendung eines Druckes, der größer als der herrschende osmotische Gegendruck ist, die zu entfernenden Teilchen zurückgehalten, während das Wasser die Membrane passiert.

Durch Reversosmose werden Elektrolyte und/oder niedermolekulare organische Verbindungen bei Drücken bis etwa 100 bar und Teilchengrößen von $5 \cdot 10^{-7}$ bis 10^{-6} mm angereichert, durch Ultrafiltration hochmolekulare Verbindungen der Teilchengröße 10^{-6} bis 10^{-2} mm und niedrigen Drücken (um 3 bar). Bei der Reversosmose ist die Abtrennung der Teilchen nicht quantitativ, während sie bei der Ultrafiltration großer Teilchen quantitativ sein kann. Als Maß gilt der sogenannte Rückhaltefaktor.

Bei diesen Verfahren der Membrantechnik handelt es sich also um keine direkten Entgiftungsverfahren, sondern um Verfahren der Aufkonzentrierung und Feststoffabtrennung — prinzipiell letztlich der einfachen Eindampfung entsprechend. Das erhaltene Konzentrat muß entweder der Verbrennung, anderen Entgiftungsmaßnahmen oder einer sinnvollen Wiederverwertung zugeführt werden. Das Permeat kann weiter gereinigt werden oder wird — wenn die entsprechenden Grenzwerte eingehalten sind — in den Vorfluter geleitet.

Der Konzentrationsbereich in dem die reverse Osmose sinnvoll eingesetzt werden kann, liegt für Elektrolytlösungen zwischen 0,5 und 50 g Salz pro Liter Lösung. Bei niedrigeren Konzentrationen arbeiten sorptive Verfahren oder Ionenaustauscher wirtschaftlicher, bei höheren Konzentrationen sind die Grenzen des Verfahrens erreicht und Verfahren der Eindampfung und Abwasserverbrennung sollten angewandt werden.

Nachteilig für den praktischen Einsatz ist neben dem Kostenaufwand die Gefahr, daß auch im angegebenen Konzentrationsbereich Membranverstopfungen oder ein bakterielles „Zuwachsen“ auftreten können. Vorreinigungsfilter sind deshalb unbedingt vorzuschalten, was natürlich die Ökonomie des Verfahrens zusätzlich belastet. Trotzdem werden intensive technologische Forschungen auf diesem Gebiet betrieben, so daß man für die Zukunft durchaus mit einem Einsatz zu rechnen hat.

2.3.1.3. *Extraktive Verfahren*

Extraktionsverfahren — besonders Flüssig-Flüssig-Extraktionen — kommen hauptsächlich in der industriellen Abwasserreinigung zum Einsatz, aber auch im Labor können Schadstoffe oder wiederverwertbare Stoffe aus zu beseitigenden Chemikalienabfällen extraktiv abgetrennt werden. Die so erhaltenen Stoffe können über geeignete Aufbereitungsmaßnahmen wiederverwertungsfähig gemacht oder entgiftet werden.

Das wirtschaftlichste, wenn auch nur bei größeren, kontinuierlich anfallenden Abwassermengen etwa gleichbleibender Zusammensetzung anwendbare Extraktionsverfahren ist die mehrstufige Gegenstromextraktion.

Für die Extraktion diskontinuierlich anfallender Abwässer (z. B. aus der pharmazeutisch-chemischen oder der kosmetischen Industrie) ist die Gleichstromextraktion — im Labor im einfachsten Fall im Scheidetrichter — sinnvoll.

Als großtechnisch geeignetes Extraktionsverfahren in der Abwasserreinigung sei die Entfernung von Phenolen aus Kokereiabwässern, beispielsweise mittels Diisopropyläther, angeführt. Hier ist die Phenolentfernung unbedingt erforderlich, da selbst geringe Phenolmengen zu einer drastischen Verschlechterung der Wasserqualität und bei Chlorung zur Bildung toxischer Chlorphenole führen.

2.3.1.4. *Adsorptive Verfahren*

Adsorption eines Stoffes bedeutet Aufnahme und Verdichtung eines Gases oder eines gelösten Stoffes an der Oberfläche eines Festkörpers (in der Hauptsache Aktivkohle, Aluminiumoxid und synthetische Polymere) oder an anderen Phasengrenzflächen (flüssig-flüssig oder flüssig-gasförmig). Unter adsorptiver „Entgiftung" versteht man im allgemeinen die Anreicherung von Schadstoffmolekülen aus der Gas- oder der flüssigen Phase an einer Festkörperoberfläche, wobei je nach Art der zwischen Adsorbens und Adsorpt wirkenden Bindungskräfte in Physikosorption und Chemisorption (auch Ionosorption, da Elektronentransfer-Prozesse ablaufen) unterschieden werden kann. Prinzipiell sind alle Adsorptionsverfahren diskontinuierliche Prozesse, d. h. daß ein kontinuierlicher Betrieb mindestens zwei Anlagen erfordert.

Nach erfolgter Adsorption muß das Adsorbat aus der flüssigen Phase (oder dem Gasstrom) entfernt werden. In den meisten Fällen ist das Adsorbat zusätzlich noch in eine umweltfreundlichere Form überzuführen. Hierbei wird angestrebt, das Adsorbens aus wirtschaftlichen Gründen zu regenerieren.

Aus wäßrigen Lösungen lassen sich sowohl echt gelöste als auch dispergierte oder emulgierte organische Verbindungen durch Adsorbentien abtrennen, wobei die hydrophoben bzw. hydrophilen Eigenschaften der zu entfernenden Substanz die wesentlichen Kriterien sind. Aktivkohle adsorbiert hauptsächlich hydrophobe, Aluminiumoxid hydrophile gelöste Verbindungen. Synthetische Polymere (Matrix von Ionenaustauschern) können entsprechend ihrer chemischen Konstitution für beide Gruppen eingesetzt werden. Für emulgiertes Material und Kolloide kommen Flockungsmittel wie Eisen- und Aluminiumsalze, Natriumsilikate und organische Polyelektrolyte zum Einsatz, die diese Teilchen anlagern können. Hierbei ist ein fließender Übergang zu den Fällungs- und Flockungsverfahren gegeben; näher wird auf diese Problematik (Flockulationsadsorption) auf Seite 70 eingegangen.

Für die Adsorption an Aktivkohle, Aluminiumoxid und Polymeren, die praktisch zur Entfernung echt gelöster Substanzen eingesetzt werden, ist eine vorherige Reinigung der Abwässer von Schwebestoffen unbedingt nötig. Anderenfalls würde die Adsorptionsleistung durch Besetzung der aktiven Oberfläche beträchtlich gemindert.

Die Adsorptionsleistung von Adsorbentien nimmt innerhalb einer homologen Reihe (z. B. Kohlenwasserstoffe) zunächst mit steigendem Molgewicht zu, fällt dann aber nach einem Maximum wieder stark ab. Dies ist durch sterische Behinderung der Moleküle zu erklären, die nicht mehr an die aktiven Zentren des Adsorbens herandiffundieren können.

Auch der pH-Wert kann sich auf Adsorptionsvorgänge auswirken. So wird an Aktivkohle Phenol beispielsweise besser im sauren Bereich adsorbiert, Anilin besser im alkalischen. Methodisch wird in der Praxis im einfachsten Fall das sogenannte Einrührverfahren angewandt, bei dem das Adsorbens in fester Form in die flüssige Phase eingerührt wird. Dieses Verfahren ist jedoch unwirtschaftlich, denn aus der FREUNDLICHschen Adsorptionsisotherme resultiert im Verhältnis zur Adsorbensbeladung eine Restkonzentration, die nur durch Zugabe sehr großer Mengen Adsorbens bei geringer Beladung weiter abgesenkt werden kann.

Günstiger ist dagegen das Perkolationsverfahren, bei dem die flüssige Phase über eine mit dem granulierten Adsorbens gefüllte Säule filtriert wird. Es kommt hierbei zu einer Vielstufenadsorption, bei der im Zulauf eine maximale Beladung der Säule erfolgt. Zu beachten ist jedoch, daß es bei dem Säulenverfahren zu einem Chromatografie-Effekt kommen kann, d. h. daß besser adsorbierbare Stoffe die schlechter adsorbierbaren verdrängen.

Die Regenerierung erfolgt bei den Adsorptionsverfahren entweder thermisch (z. B. Aktivkohle bei ca. 850 °C in Etagen-, Drehrohr- oder Wirbelschichtöfen) oder in selteneren Fällen durch Lösungsmitteleluation. Dabei fallen natürlich auch die adsorbierten Schadstoffe wieder an, so bei der thermischen Regenerierung z. B. HCl aus adsorbierten Chlorkohlenwasserstoffen und SO_2 aus Schwefelverbindungen, die noch nachträglich entgiftet werden müssen.

Bei der extraktiven Regenerierung erhält man Eluate, die destillativ aufzuarbeiten und deren Rückstände wiederum zu vernichten sind.

Lohnt sich eine Regenerierung des Adsorbens nicht, muß das Adsorbat durch Sedimentation, Filtration o. ä. abgetrennt und vernichtet werden. Durch die enthaltenen Schadstoffe ist eine Deponierung meist ausgeschlossen, so daß zur Vernichtung nur die Verbrennung in Frage kommt, wobei zusätzliche Emissionsprobleme auftreten können.

Derartige Verfahren werden u. a. zur Reinigung organisch hochbelasteter Abwässer (z. B. aus Kokereien) und zur Wertstoffrückgewinnung eingesetzt, so für Benzine, Alkohole, Äther, Lösungsmittel, Chlorkohlenwasserstoffe, Schwefelkohlenstoff und niedere Paraffine. Auch Abgase ausreichender Schadstoffkonzentration ($> 3\,g/m^3$) können zur Wertstoffrückgewinnung (z. B. Benzine) adsorptiv behandelt werden.

Ein weiteres Einsatzgebiet für Adsorptionsverfahren ist die Entfernung geruchsbelästigender Bestandteile aus Abgasen bzw. Abluft.

Für Adsorptionszwecke werden in den letzten Jahren von der Industrie und im Labor neben den genannten Adsorbentien auch hydratisierte Alkali- und Erdalkalialuminosilikate eingesetzt, die dreidimensionale Anionennetzwerke bilden und zahlreiche Hohlräume aufweisen. Diese sind untereinander durch starre Poren mit konstantem Radius verbunden. Die zum Ladungsausgleich erforderlichen Kationen befinden sich lose gebunden in den Hohlräumen und sind zum Basenaustausch befähigt. Wird das in den Hohlräumen befindliche Wasser thermisch ausgetrieben, erhält man sehr aktive Adsorbentien, die wegen ihrer konstanten Porengröße sehr selektiv wirken und daher die Bezeichnung „Molsiebe" tragen.

Eine weitere besonders für die Bindung und Entgiftung toxischer Verbindungen wichtige Gruppe von Adsorbentien sind die quellfähigen Schichtkristalle, deren Einsatz zu den katalytischen Verfahren überleitet. Bestimmte Arten von natürlichen und synthetischen Schichtverbindungen sind in der Lage, aus der Gasphase oder aus Lösungen zusätzliche Ionen oder Moleküle aufzunehmen und zwischen den Elementarschichten zu speichern, so daß die übereinanderliegenden Schichten durch die sich einlagernden Moleküle auseinandergetrieben werden (eindimensionale Quellung, siehe Abb. 2). Da die Adsorpteilchen in Form dicht gepackter Schichten gespeichert werden, wird eine hohe Aufnahmekapazität erzielt. Die Adsorption erfolgt bei Schichtkristallen im Gegensatz zu den anderen genannten Adsorptionsmitteln vorwiegend durch Chemisorption.

Quellfähige glimmerartige Schichtsilikate lagern dabei bevorzugt kationische basische Verbindungen (speziell Oniumverbindungen) ein, synthetisches Tetracalciumaluminathydrat $[Ca_2Al(OH)_6]\cdot[OH\cdot nH_2O]$ bevorzugt saure Verbindungen. Untersuchungen von Dosch beschäftigten sich eingehend mit der entgiftenden Adsorption von Fluoressigsäure und hochtoxischen Phosphorsäureestern in Lösung. Letztere werden durch Tetracalciumaluminathydrat (*TCAH*) rasch verseift und in Form der Spaltprodukte chemisorbiert. *TCAH* verhält sich dabei wie ein Esterasemodell. Die Entgiftung der Phosphorsäureester kann also nicht bloß als ein einfacher Adsorptionsvorgang angesehen werden. DOSCH nimmt als ersten Schritt der Sorption eine Esterspaltung an, die durch das *TCAH* katalysiert wird. Ein genauerer Mechanismus ist noch nicht bekannt.

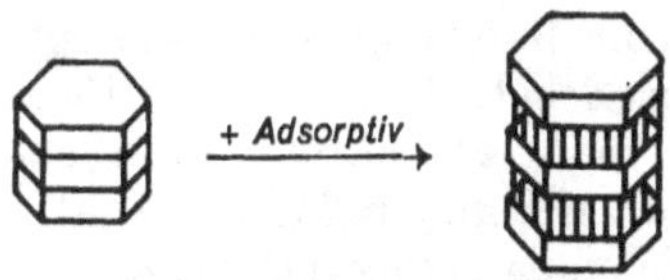

Abb. 2. Sorption an einem quellfähigen Schichtkristall (Tetracalciumaluminathydrat); die Durchmesser der hexagonalen Kristalle liegen in der Größenordnung von 500000 Å.
(Nach W. DOSCH, Zivilverteidigung (Bad Honnef) 1970 (7/8), 76.)
Eindimensionale Aufweitung der Elementarschichten durch Einlagerung von Adsorptivmolekülen. Die Adsorptteilchen (durch Striche angedeutet) können verschiedene Anordnungen bilden: Ein- und Doppelschichten bei denen die Moleküle mit ihren Längsachsen parallel oder mehr oder weniger steil zu den anorganischen Schichten aufgerichtet sind.

2.3.1.5. *Ionenaustausch*

Obwohl nicht zu den physikalisch-chemischen Verfahren gehörend, sollen Ionenaustauscher wegen ihrer formalen Verwandtschaft zu den adsorptiven Verfahren hier mit behandelt werden. Die verwendeten synthetischen Austauscherharze bestehen aus einem stabilen Grundgerüst, der Matrix. An diese sind sauer oder basisch reagierende Gruppen gebunden, die zum Austausch der Kationen bzw. Anionen befähigt sind.

Gebräuchlichste Ausgangsstoffe für Austauscherharze sind Styrol und Acrylsäurederivate, die unter Zusatz von Vernetzern wie Divinylbenzol polymerisiert werden. Daneben gibt es auch Polykondensationsharze. Die austauschaktiven funktionellen Gruppen werden meist erst nachträglich durch verschiedene chemische Reaktionen an das Gerüst gebunden, z. B. für die Herstellung von sauren Kationenaustauschern durch Sulfonierung, für die Herstellung von basischen Anionenaustauschern durch Chlormethylierung und anschließende Aminierung.

Eingesetzt werden Ionenaustauscher u. a. zur Entfernung toxischer Fremdionen (Entsalzung) vor allem aus Spülwässern der metallverarbeitenden Industrie.

Die Aufnahmekapazität der Austauscherharze ist auch bei Spülwässern begrenzt, so daß sie nach einer gewissen Betriebsdauer — wie auch die Adsorptionsmittel — regeneriert werden müssen. Daher sind im allgemeinen zur Gewährleistung eines kontinuierlichen Betriebes zwei Austauschsysteme erforderlich.

Neuere kontinuierliche Verfahren machen sich das Beladungsgefälle vom Zulauf zum Ablauf zunutze. Wird beispielsweise eine Austauschersäule von unten nach oben durchströmt, kann in kurzen Zeitintervallen unten der am stärksten beladene Harzteil abgezogen und am oberen Ende durch regeneriertes Harz ersetzt werden.

Die Konzentrate ebenso wie die bei der Harzregenerierung anfallenden Eluate müssen nachträglich anderweitig entgiftet werden.

Weiterhin ist beim praktischen Einsatz die Temperaturempfindlichkeit der Austauscherharze zu berücksichtigen. Saure Austauscher sind bis etwa 120 °C stabil, schwach basische bis etwa 100 °C und stark basische nur bis etwa 70 °C.

Hauptsächlichste Zielstellung des industriellen Einsatzes ist die Kreislaufführung von Spülwässern, die Verminderung der Schadstoffbelastung der Abwässer und die Wertstoffrückgewinnung.

Die grundsätzlichen methodischen Möglichkeiten dafür sind in der Abb. 3 dargestellt.

Als technische Anwendungsbeispiele seien genannt:

— die Entsalzung organischer Lösungen wie Glycerin
— die Rückgewinnung organischer Basen aus Abwässern z. B. Chinin aus der Alkaloidreinigung)

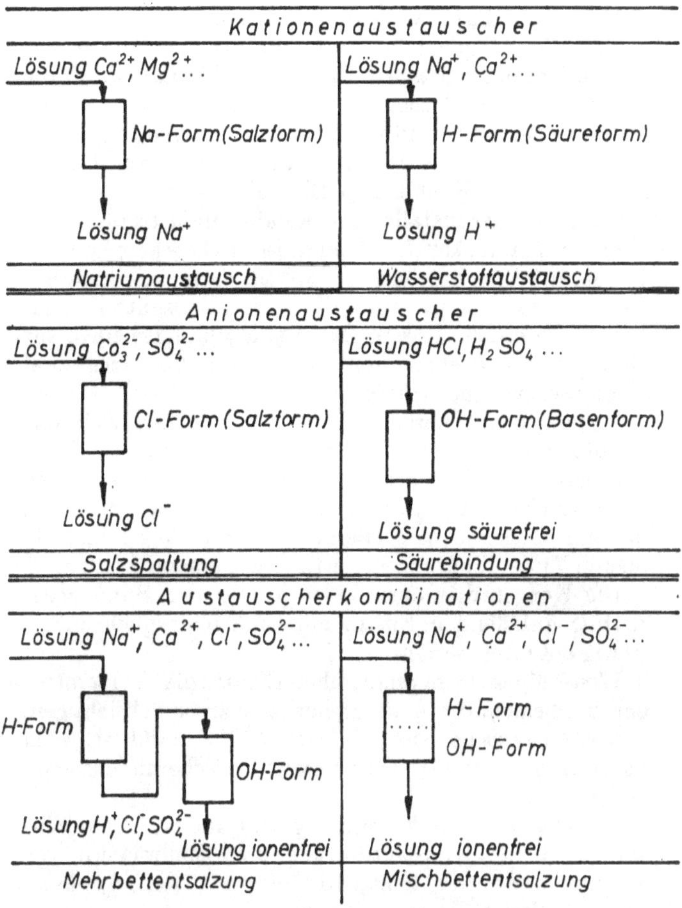

Abb. 3. Die grundlegenden Ionenaustauschverfahren.
(Nach K.-H. ARNOLD, Chemie-Ing.-Techn. **47** (1975), 583.)

- die Entfernung toxischer oder störender Metallionen aus Lösungen, beispielsweise Eisen aus HCl-Beizsäuren
- die Rückgewinnung wertvoller Rohstoffe wie Gold, Silber, Kupfer aus Abwässern der Oberflächenbehandlung.

2.3.2. *Hydrolytische Prozesse*

2.3.2.1. *Grundsätzliches*

Obwohl die normale Hydrolyse eines der einfachsten und ökonomischsten Entgiftungsverfahren ist, kommt ihr — mit Ausnahme der hydrolytischen Zersetzung einiger hochreaktiver Verbindungen — vergleichsweise wenig praktische Bedeutung zu. Zu den Verbindungen, die sich leicht hydrolytisch zerstören lassen, gehören Carbonsäurechloride, Halogenschwefelverbindungen, Halogenphosphorverbindungen und Phosphorpentoxid.

Die dabei freiwerdende Reaktionswärme muß durch geeignete Kühlsysteme abgeführt werden. Eine anschließende Neutralisation ist erforderlich.

In zahlreichen Fällen ist jedoch unter normalen Bedingungen die Reaktionsgeschwindigkeit der Hydrolyse für Entgiftungszwecke zu gering. So kann beispielsweise die nur sehr langsam verlaufende Hydrolyse von HCN zu Ameisensäure kaum als wirksame Entgiftungsmethode zum Einsatz kommen. Im Falle der anorganischen Cyanide ist die Reaktionsgeschwindigkeit ebenfalls sehr langsam, sie kann aber durch Erhöhung der Temperatur ausreichend beschleunigt werden; dies wird auf Seite 66 noch dargestellt. In anderen Fällen, z. B. bei bestimmten Organophosphorverbindungen und auch beim Phosgen ist es notwendig, die hydrolytische Spaltung in Gegenwart von OH^--Ionen oder (z. B. beim Diazinon) in Gegenwart von Wasserstoffionen ablaufen zu lassen. Auch Katalysatoren (z. B. Metallionen bzw. -komplexe, H_2O_2) finden zur Reaktionsbeschleunigung hydrolytischer Entgiftungsprozesse Verwendung; dies wird im Kapitel „Katalytische Prozesse“ auf Seite 117 dargestellt.

2.3.2.2. *Hydrolytische Cyanidentgiftung*

Anorganische Cyanide können in der Wärme durch Wasser zu Natriumformiat und Ammoniak verseift werden. Das Verfahren erscheint im Vergleich zu anderen

Cyanidentgiftungsverfahren insofern vorteilhaft, als daß keine zusätzlichen Chemikalien benötigt werden und relativ harmlose Reaktionsprodukte entstehen.

Die exotherme Reaktion verläuft bei Temperaturen über 150 °C sehr rasch, wobei das Gleichgewicht vollständig auf der rechten Seite liegt:

$$NaCN + 2H_2O \rightleftharpoons HCOONa + NH_3$$

Das freigesetzte NH_3 bewirkt dabei eine Druckerhöhung im System. So wurde bei einer 10 molaren Cyanidlösung infolge der exothermen Reaktion in 5 Minuten eine Erhöhung der Temperatur von 120 °C auf 240 °C und des Druckes auf 120 atm beobachtet. Bei 190 °C ist die Reaktion in einer Stunde praktisch vollständig und die Restkonzentrationen an Cyanid liegen unter 1 mg/*l*. NaOH-, Nitrat-, Nitrit- und Chloridverunreinigungen beeinflussen die Geschwindigkeit der Reaktion nicht. Selbst komplexe Schwermetallcyanide können — wenn auch wegen der sehr kleinen Konzentration an freiem Cyanid erheblich langsamer — zerstört werden.

Die gleiche Reaktion der Cyanide ist auch bei höheren Temperaturen drucklos mit Wasserdampf in der Schmelze durchführbar. Dabei wird das gebildete Formiat zu Carbonat, Kohlenmonoxid und Wasserstoff gespalten. Die Gase verbrennen gemeinsam mit dem in der ersten Stufe gebildeten Ammoniak über der Schmelze. Praktisch erfolgt die Wasserdampfverseifung fester Cyanide bei 850 °C bis 990 °C. Unter 850 °C erstarrt die Schmelze durch das gebildete Natriumcarbonat. Als Restkonzentrationen werden Werte unter 0,5 mg/*l* angegeben.

Im Abfallsalz enthaltene Cyanate werden bei dieser Umsetzung in Carbonate und Cyanid überführt, welches wiederum zu Formiat und Ammoniak hydrolysiert:

$$4NaCNO \xrightarrow{(H_2O)} Na_2CO_3 + 2NaCN + CO + N_2$$

Nitrithaltige Cyanidabfälle (z. B. Härtesalze) sind nicht auf diese Weise zu vernichten, da in diesem Fall Explosionsgefahr besteht.

Wenn auch die Verfahren der hydrolytischen Cyanidentgiftung im allgemeinen für den großtechnischen Einsatz noch nicht ausgereift sind, werden sie doch in zu errichtenden zukünftigen Entgiftungszentralen eine Rolle spielen.

2.3.3. Neutralisationsprozesse

Ziel von Neutralisationsprozessen ist die Einstellung eines „ungefährlichen“ pH-Wertes bzw. der vorgeschriebenen pH-Grenzwerte für Abwässer und in diese einzuleitende Abfallchemikalien. Bei der Anwendung basischer Neutralisationsmittel wird dabei neben der einfachen Neutralisation von Säuren oftmals auch gleichzeitig die Ausfällung unerwünschter Kationen als Hydroxide oder basische Salze erreicht. Dies ist allerdings nicht immer der Fall, denn die pH-Bereiche der Hydroxidfällung sind für die verschiedenen Metallionen recht unterschiedlich, und hinzu kommt noch, daß sie oftmals beträchtlich vom Neutralpunkt abweichen.

Wir wollen uns hier hauptsächlich auf den Einsatz der sauren Neutralisationsmittel beschränken und auf die Probleme der basischen Neutralisations- und Fällmittel wie Ätznatron und -kali und deren Laugen, Kalkmilch, Soda und Pottasche im Kapitel über die Fällungsprozesse näher eingehen (s. S. 70).

Die Neutralisationsreaktion kann in Stand- und in Durchlaufentgiftungsanlagen erfolgen, wobei es empfehlenswert ist, in zwei Becken zu arbeiten, d. h. einem mit alkalischen und einem anderen mit sauren Neutralisationsmitteln. Bei stark schwankenden Zulaufwerten kann auch im ersten Becken eine Vor-, im zweiten die Feinneutralisation durchgeführt werden. Zur Abführung von Abwässern in die Kanalisation oder in Gewässer gelten im allgemeinen pH-Werte zwischen 6,5 und 9 und Temperaturen unter 35 °C als unbedenklich. Das heißt, daß stark alkalische Abfälle zuvor zumindest teilweise neutralisiert werden müssen.

Als wirtschaftlich einsetzbare und breit angewandte Säuren kommen Schwefelsäure und Salzsäure in Frage. Die Anwendung von Schwefelsäure ist jedoch eingeschränkt, da als Neutralisationsprodukte Sulfate erhalten werden, die in Abwässern wegen ihres korrosiven Verhaltens gegenüber den Kanalisationsanlagen und anderen Betonbauten auf unter 300–400 mg/l begrenzt werden sollten. Mit Salzsäure treten diese Probleme nicht auf, jedoch ist die zusätzliche Chloridbelastung der ohnehin schon stark beladenen Abwässer ebenfalls ein zusätzliches Problem. Als dritte wirtschaftlich einsetzbare Säure gilt die Kohlensäure bzw. das Kohlendioxid, das in wäßriger Lösung gemäß

$$CO_2 + H_2O \rightleftharpoons H_2CO_3 \underset{}{\overset{K_{D_1}}{\rightleftharpoons}} H^+$$

$$+ HCO_3^- \overset{K_{D_2}}{\rightleftharpoons} 2H^+ + CO_3^-$$

dissoziiert und als relativ umweltfreundliche Produkte Carbonate und Hydrogencarbonate liefert.

Für die Löslichkeit von CO_2 in Wasser kann man bis zu CO_2-Teildrücken von ca. 5 bar näherungsweise das Henrysche Gesetz heranziehen.

Als mittelstarke Säure weist die Kohlensäure bei 25 °C in wäßriger Lösung einen pH-Wert von 3,7 auf.

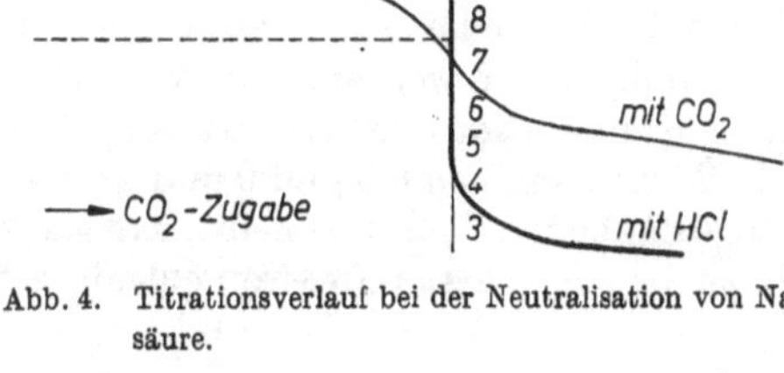

Abb. 4. Titrationsverlauf bei der Neutralisation von Natronlauge mit Kohlensäure.

Die Neutralisation mit Kohlendioxid verläuft zweistufig und eine Übersäuerung der Abwässer ist nahezu ausgeschlossen, was bei so starken Säuren wie Schwefelsäure und Salzsäure nicht immer der Fall ist.

Bei diesen rufen im pH-Bereich 3—10 schon kleine Säureüberschüsse große pH-Änderungen hervor (siehe Abb. 4).

In der ersten Stufe der CO_2-Neutralisation bildet sich bis etwa pH 11 Natriumcarbonat, das sich dann in der zweiten Stufe bis ca. pH 7,5 zu Natriumhydrogencarbonat umsetzt. Weiterer CO_2-Zusatz führt durch die Löslichkeit des CO_2 langsam in den sauren Bereich.

$$2NaOH + CO_2 \rightarrow Na_2CO_3 + H_2O \text{ (pH auf ca. 11)}$$

$$Na_2CO_3 + CO_2 + H_2O \rightarrow 2NaHCO_3 \text{ (pH auf ca. 7,5—8)}$$

Zu beachten ist, daß für eine sehr gute Durchmischung von zu neutralisierendem Produkte und CO_2 zu sorgen ist.

Diese und damit die Schaffung der benötigten Absorptionsfläche wird in der Technik durch Umwälzpumpen bewirkt, die die Flüssigkeitsmenge im Kreislauf führen. Über eine automatische pH-Kontrolle erfolgt Rückführung in den Reaktor oder Abführung ins Abwasser.

In der technischen Carbonatneutralisation wirkt sich günstig aus, daß dabei umweltfreundliche Salze mit einer hohen Pufferwirkung gebildet werden, so daß nur ca. 70—80% der stöchiometrischen Menge CO_2 benötigt werden (z. B. werden zur Neutralisation von 10 cm^3 Abwasser mit 1% NaOH auf einen pH-Wert von 8,5 von den berechneten 110 kg CO_2 in der Praxis nur etwa 88 kg benötigt).

Auch die Temperaturerhöhung während der Neutralisation hält sich in Grenzen. Sie beträgt bei 1% NaOH-Gehalt etwa 4 °C. Auch CO_2-haltige Rauchgase, die bei verschiedenen Prozessen anfallen, können sehr wirtschaftlich als Neutralisationsmittel eingesetzt werden.

2.3.4. *Fällungs- und Flockungsprozesse*

2.3.4.1. *Grundsätzliches*

Durch Fällungsreaktionen wird die Immobilisation toxischer Verbindungen, d. h. ihre Überführung in weniger reaktive bzw. weniger gefährliche Derivate, bewirkt. Hauptsächlich werden sie zur Abtrennung von Schwermetallionen aus ihren Lösungen angewandt, aber auch der umgekehrte Fall (beispielsweise die Ausfällung unerwünschter Sulfidionen oder Fluoridionen durch Zusatz von Zinksulfat bzw. Calciumhydroxid) wird praktiziert.

Die Ausfällung organischer Verbindungen, wie sie z. B. durch Bisulfitaddition an olefinische u. a. Doppelbindungen erfolgt, soll an anderer Stelle dargestellt werden.

Für die in diesem Abschnitt zu besprechenden Fällungsreaktionen, die dadurch gekennzeichnet sind, daß in der Reaktion Ionengitter aufgebaut werden, kann zur quantitativen Beschreibung das Löslichkeitsprodukt herangezogen werden.

Daraus ist ersichtlich, daß sich bei schwerlöslichen Stoffen ein Gleichgewicht zwischen Lösung und Bodenkörper einstellt, das bei großem Überschuß der einen Ionenart so stark nach der anderen Seite verschoben wird, daß diese Ionenart vollständig aus der Lösung in den Niederschlag übergeht. Hierbei sind stets auch die verschiedenen Möglichkeiten der Mitfällung (bei Trennungen) zu beachten.

Von den reinen Fällungsreaktionen sind die Flockungsreaktionen zu unterscheiden, wenn auch teilweise die gleichen Substanzen (z. B. verschiedene Eisen- und Aluminiumsalze) zum Einsatz kommen. Die sich dabei abspielenden komplizierten Vorgänge sind noch nicht in allen Einzelheiten geklärt. Durch Flockung können zum einen anorganische und organische Kolloide und grobdisperse Teilchen sedimentiert werden, zum anderen können auch gelöste Stoffe durch Adsorption an den entstandenen größeren Aggregaten abgetrennt werden.

Die Koagulation kann durch Zugabe von Elektrolyten (z. B. Eisensalze) oder durch Chemisorption von geladenen Teilchen (z. B. Hydroxokomplexe) erreicht werden, wobei die elektrostatischen Abstoßungskräfte der kolloiden Teilchen abgeschirmt werden, so daß die VAN DER WAALSschen Anziehungskräfte zur Wirkung kommen können.

Eine andere Art der Ausflockung wird durch Zusatz von organischen Polymeren (z. B. Polyacrylamide, Polysaccharide) erreicht. Man spricht dann von einer „Flockulation“. Hier erfolgt die Bildung größerer Aggregate nicht über VAN DER WAALS-Kräfte, sondern durch Verknüpfung über lineare oder verzweigte Polymere. Dabei wird das Polymer zunächst mit einem Ende (reaktive funktionelle Gruppe) an einem Adsorptionszentrum des kolloiden Teilchens sorbiert (vermutlich über Wasserstoffbrücken zwischen OH- oder NH_2-Gruppen des Flockulationsmittels und den negativ geladenen Angriffszentren bzw. den Sauerstoffatomen der Hydrathülle des kolloiden Teilchens; auch über elektrostatische Wechselwirkungen und Chemisorption). Das kolloidale Teilchen bzw. die freien Enden des Polymers werden dann zur weiteren Vernetzung genutzt. Zu eine Restabilisierung des Kolloids könnte es kommen, wenn das Polymermolekül mit seinen aktiven Enden die Adsorptionsstellen nur *eines* kolloiden Teilchens besetzen würde.

Als dritte Flockungsmöglichkeit ist die in der Praxis der Wasserreinigung oftmals angewandte „Einschlußflockung“ zu nennen, wobei das zugegebene Flockungsmittel in der Lösung durch Hydrolyse ausgeflockt wird (vom gelösten über den kolloiden in den festen Zustand) und dabei unerwünschte Wasserinhaltsstoffe mitreißt. Dies trifft vor allem für Aluminium- und Eisensalze zu.

In der Praxis sind die drei genannten Flockungsarten jedoch kaum voneinander zu trennen, da sie immer mehr oder weniger nebeneinander ablaufen.

Flockungsprozesse lassen sich vor allem in der Abwasserreinigung oftmals dadurch recht wirtschaftlich gestalten, daß industrielle Eisensalzabfälle (z. B. Eisen(III)-sulfat als Eisenvitriol, Eisen(III)-chloridsulfat, Rotschlamm) für derartige Aufgabenstellungen eingesetzt werden.

2.3.4.2. Natronlauge-, Kalkmilch- und Sodafällungen

Die Fällung schwerlöslicher Metallverbindungen mittels Natronlauge, Kalkmilch oder Soda ist gleichzeitig mit einer Neutralisation der in diesen Fällen meist sauren Abfälle oder Abwässer verbunden. Es bilden sich größtenteils voluminöse Hydroxidniederschläge, die sich nur langsam absetzen. Als Beispiele seien hier die Ausfällungen von blauem Kupferhydroxid, rotbraunem Eisen(III)-hydroxid und grünem Nickelhydroxid genannt:

$$Cu^{2+} + 2NaOH \rightleftharpoons Cu(OH)_2\downarrow + 2Na^+$$

$$Fe^{3+} + 3NaOH \rightleftharpoons Fe(OH)_3\downarrow + 3Na^+$$

$$Ni^{2+} + Ca(OH)_2 \rightleftharpoons Ni(OH)_2\downarrow + Ca^{2+}$$

Problematisch wird die Fällung, wenn sich aus gefälltem Hydroxid und überschüssigem Fällungsmittel lösliche Komplexverbindungen bilden können, wie das bei den Chrom-, Zink- und Aluminiumhydroxiden der Fall sein kann:

$$Zn(OH)_2 + 2NaOH \rightarrow Na_2[Zn(OH)_4]$$

Diese Tatsache ist deshalb stets vor Beginn von entgiftenden Fällungen gebührend zu beachten. Im Falle des Zinks und Chroms kann man dadurch Abhilfe schaffen, daß man beispielsweise anstatt NaOH die Kalkmilch zur Fällung benutzt, denn die hierbei entstehenden komplexen Calciumsalze sind ebenfalls sehr schwer löslich:

$$Zn(OH)_2 + Ca(OH)_2 \rightarrow Ca[Zn(OH)_4]$$

Da in den behandelten Lösungen nicht nur die Metallkationen, sondern auch deren Anionen enthalten sind, werden durch die Einwirkung des Fällungsmittels basische Salze gebildet (hauptsächlich bei zweiwertigen Metallen und niederen pH-Werten), die sich im Falle der Chloride und Sulfate aber ähnlich wie die reinen Hydroxide verhalten.

$$4CuSO_4 + 6NaOH \rightarrow CuSO_4 \cdot 3Cu(OH)_2 + 3Na_2SO_4$$

Der Verlauf der Fällung kann potentiometrisch verfolgt werden. Bei Zusatz eines basischen Fällungsmittels wird zunächst die vorhandene Mineralsäure neutralisiert (siehe Abb. 5).

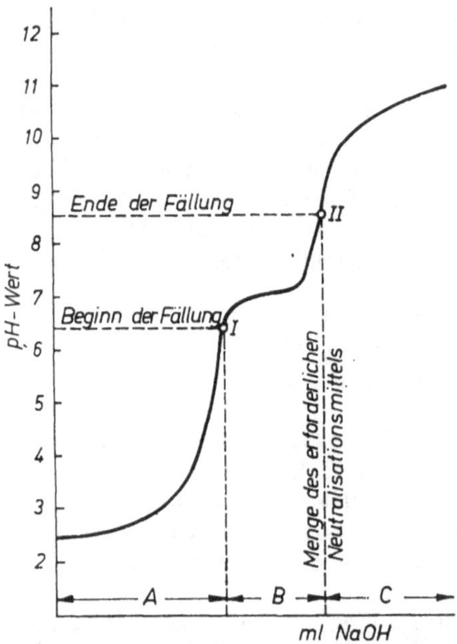

Abb. 5. Schema der Titrationskurve einer sauren schwermetallhaltigen Lösung. (Nach L. Hartinger, IWL-Forum 66/V, S. 1, Institut für Gewerbliche Wasserwirtschaft und Luftreinhaltung e. V., Köln 1968.)

Beim stark basischen Cadmium liegt der Fällungsbereich für die Fällung mit Natronlauge oder Kalkmilch mit pH ca. 9—9,9 recht hoch. In diesem Fall empfiehlt sich die Anwendung von Soda, womit die Fällung schon bei pH ca. 7,5 abgeschlossen ist und das Cadmium als reines Carbonat fällt. Eine solche — wenn auch bedeutend geringere — Erniedrigung des pH-Bereiches der Fällung mit Soda ist nur noch vom Zink bekannt.

Für andere Metalle, z. B. Chrom, muß Soda als Fällungsmittel ausscheiden, da es leichtlösliche Carbonatkomplexe bildet. Hier kann trotz der ebenfalls möglichen Komplexbildung die NaOH-Fällung angewendet werden, da das kolloidale Hydroxid relativ schnell altert.

Im folgenden werden für einige Schwermetallionen die günstigsten Fällungsbedingungen dargestellt (nach L. Hartinger: IWL-Forum 66/V, S. 1):

Kupfer fällt bei Einwirkung von Natronlauge und Kalkmilch gleich gut. Bei einem unteren pH-Wert von 7,5 liegt die Löslichkeit des Hydroxides weit unter 1 mg/*l*. Die Fällung mit Soda empfiehlt sich nicht, da das sich bildende basische Kupfercarbonat [$2 CuCO_3 \cdot Cu(OH)_2$] eine höhere Löslichkeit besitzt. Ein Löslichkeitsanstieg über Komplexbildung erfolgt beim Kupferhydroxid nicht.

Bei pH-Werten $\geqq$ 9,5 wird Nickel von allen drei Fällungsmitteln etwa gleich gut gefällt.

pH-Werte von 8,5 und darüber sind für die Fällung von Zinkhydroxid mit Natronlauge und Kalkmilch einzuhalten. Bei pH-Werten über 11 erfolgt mit NaOH die Bildung der löslichen Zinkate. Im Falle von Kalk wird das schwerlösliche Calciumzinkat und im Falle von Soda das schwerlösliche basische Zinkcarbonat gebildet, wobei bei letzterer Fällung der pH-Wert bis auf 8 erniedrigt wird.

Für die Cadmiumfällung mit Natronlauge oder Kalk sind pH-Werte > 9,5 erforderlich, während wie erwähnt mit Soda die Fällung schon bei einem pH-Wert von ca. 7,5 beginnt, begründet in der besonderen Schwerlösslichkeit des Cadmiumcarbonates, das hier in reiner Form gefällt wird.

Die dreiwertigen Metalle weisen einen weniger basischen Charakter als die zweiwertigen auf, was sich in den allgemein niedrigeren Fällungs-pH-Werten widerspiegelt. So läßt sich Chrom schon bei pH-Werten von 6,5—9 recht gut ausfällen, während bei höheren pH-Werten die Löslichkeit durch Chromitbildung ansteigt. Dies wird bei der Kalkfällung umgangen, da sich hier bei höheren pH-Werten schwerlösliches Calciumchromit bildet. Soda ist wegen der Bildung leichtlöslicher Carbonate unbrauchbar.

Dreiwertiges Eisen fällt bereits bei pH-Werten über 3,5 mit allen drei Fällungsmitteln weitgehend aus. Liegt das Eisen in seiner zweiwertigen Form vor, muß es zunächst mit Luftsauerstoff oder einem zusätzlichen Oxidationsmittel oxidiert werden. In der Praxis sollte man bei pH-Werten um 7 arbeiten, da sich im sauren Bereich gefälltes Eisenhydroxid schwer absetzt.

Aluminium wird mit allen drei Fällungsmitteln in einem pH-Bereich von 5—8,5 gut ausgefällt. Über pH 8,5 gehen die Aluminiumhydroxide, auch das des Calciums, unter Aluminatbildung in Lösung.

Diese Darlegungen gelten für die Ausfällung der Hydroxide aus der reinen Metallsalzlösung. In der Praxis hat sich jedoch erwiesen, daß Gemische verschiedener Metallionen meist günstiger und mit geringerer Restlöslichkeit ausgefällt werden können, was u. a. auf gegenseitige Adsorptionskräfte und Mischkristallbildungen sowie die Bildung gemischter Salze und Komplexe zurückzuführen ist. Exakte reproduzierbare Aussagen können jedoch nicht getroffen werden, da eine Vielzahl von Faktoren bei diesem komplexen Fällungsgeschehen eine Rolle spielt.

Die Fällung der Metalle durch NaOH als reine Hydroxide empfiehlt sich, wenn man die Hydroxide sekundär nutzen will. Sollen sie als Abfall deponiert werden, empfiehlt sich Fällung mit Kalkmilch, da der pH-

Fällungsbereich erweitert werden kann und der entstehende Niederschlag meist recht gut filtrierbar ist.

Im folgenden sind die Fällungsbereiche dargestellt (nach S. ALLISSON, Chemische Rundschau *27* (1974), Nr. 28, S. 17),

$Al^{3+}/NaOH$:	4,9– 8,5	
$Cd^{2+}/NaOH$:	9,5–13,0	Kalkmilch: 6,4–13,0
$Cr^{3+}/NaOH$:	6,4– 9,0	
$Cu^{2+}/NaOH$:	7,2–13,0	
$Fe^{3+}/NaOH$:	3,3–13,0	
$Ni^{2+}/NaOH$:	9,5–13,0	Kalkmilch: 8,3–130,
$Pb^{2+}/NaOH$:	7,0– 8,5	
$Zn^{2+}/NaOH$:	8,3–11,0	

Auf eine weitere Problematik der Hydroxidfällung, das Sedimentationsverhalten, sei hier noch kurz hingewiesen. Oft setzen sich die Hydroxide nicht quantitativ am Boden ab, sondern bleiben teilweise als sehr kleine Flocken in der Schwebe. In diesen Fällen empfiehlt sich Zusatz organischer Flockungsmittel (z. B. auf Polyacrylamidbasis). Über hauptsächlich adsorptive Kräfte erfolgt die Bildung größerer leichter sedimentierbarer Aggregate.

Die neutralisierende Fällung als Immobilisationsmöglichkeit ist allerdings nicht auf Schwermetallionen begrenzt. Beispielsweise kann auch Fluorwasserstoffsäure am günstigsten durch Behandlung mit Kalkmilch unschädlich gemacht werden. Bei einem optimalen pH-Wert von 12 wird unlösliches Calciumfluorid ausgefällt.

$$H_2F_2(2\,F^-) + Ca(OH)_2 \rightarrow CaF_2 + 2\,H_2O(2\,OH^-)$$

Im Laboratorium sollten als „Reaktionsapparatur" hierfür Polyäthylenflaschen verwendet werden, da Glasgeräte bekanntlich sofort angeätzt werden. In der Technik benötigt man entsprechend ausgelegte säurefeste Spezialmaterialien.

2.3.4.3. *Schwefelwasserstoff- bzw. Sulfidfällungen*

Die Sulfidfällungen können mit H_2S, Alkalisulfiden und Ammonsulfid erfolgen. H_2S bzw. Sulfidion gibt mit zahlreichen Metallionen (Ordnungszahlen: 23, 25–34, 42–52, 74–85, 92) schwerlösliche Niederschläge. Je nach Fällungsmittel und zu fällenden Ionen kommt ein breiter pH-Bereich in Frage. Bei der H_2S-Fällung in saurer Lösung wirkt dabei das HS^--Ion, da die Sulfidionenkonzentration wegen der äußerst geringen Dissoziation der zweiten Stufe sehr niedrig ist. Oft handelt es sich bei der Sulfidfällung nicht um einen einfachen schnell verlaufenden Prozeß. Es treten Fällungsverzögerungen, Bildung von Additionsverbindungen, Mitfällungen leichter löslicher Sulfide u. ä. auf. Eine Vollständigkeit der Fällung ist nicht von vornherein gewährleistet.

Im Falle der Verwendung wäßriger Natriumsulfidlösung sind infolge Dissoziation im Gemisch neben Sulfid- auch Hydrosulfidionen und H_2S anwesend.

$$S^{2-} + H_2O \rightleftharpoons HS^- + OH^-$$

$$HS^- + H_2O \rightleftharpoons H_2S + OH^-$$

Nun einige Beispiele: Quecksilber(I)-salze geben einen schwarzen Niederschlag von Quecksilbersulfid und Quecksilber. Auch Quecksilber(II)-salze geben in salzsaurer (bis 5,2 n) Lösung rasch und quantitativ das Sulfid. Bei höheren Konzentrationen an HCl wird allerdings das gelbliche Quecksilbersulfochlorid, $Hg_3S_2Cl_2$, ausgefällt. Als unterste Grenze für die Sulfidabscheidung werden 5 mg Hg/l angesehen. Die schwarze Sulfidmodifikation ist instabil und geht beim Stehenlassen in die rote über. Bei der Fällung ist noch zu beachten, daß Quecksilbersulfid mit überschüssigen Sulfidionen ein komplexes Anion bildet, dessen Alkali- und Ammoniumsalze leicht löslich sind.

Geeignet für Entgiftungszwecke sind auch die Fällungen

von Arsen- und Antimonionen als Sulfide. Arsen(III)-ionen können in Gegenwart beliebiger Mengen HCl quantitativ als gelbes As_2S_3 ausgefällt werden, während beim fünfwertigen Arsen Verzögerungen bei der Fällung auftreten. Bei Antimon ist zu beachten, daß nicht zu sauer gearbeitet wird; bei HCl-Konzentrationen bis 4 n fällt das Sulfid gut. Problematisch ist die Fällung des Cadmiums, da bei dieser Fällung große Verzögerungen beobachtet werden und die Löslichkeit des Sulfides deutlich temperaturabhängig ist.

Die Sulfidfällung kann zwar durchaus für einige Metallionen zur Entgiftung herangezogen werden, aber andere Methoden zur Vernichtung der in Lösung befindlichen Restmengen sind dabei in Kombination mit zu nutzen.

2.3.4.4. *Eisen- und Aluminiumsalze*

Für Ausfällungen mit Eisen- und Aluminiumsalzen kommen — wie eingangs erwähnt — zwei grundsätzliche Verfahren zur Anwendung. Dies sind erstens die reinen Fällungsreaktionen, wie beispielsweise die Abscheidung von Phosphationen als Eisen(III)-phosphat durch Zugabe von Eisen(III)-chlorid:

$$\text{z. B.}\quad 2\,H_3PO_4 + 3\,FeCl_3 \rightarrow Fe_3(PO_4)_2$$

Zweitens wird — vor allem in der Wasserreinigung — die Flockung angewendet, bei der im allgemeinen emulgierte Öle, sowie organische und anorganische Verunreinigungen durch Adsorption an Eisen(III)-hydroxid u. a. mitgefällt sowie Kolloide koaguliert werden.

2.3.4.4.1. *Phosphatfällung durch Eisen- oder Aluminiumsalze*

Für mechanisch-biologisch geklärte Abwässer werden in der Literatur Versuche beschrieben, um gelöste Phosphate durch $FeCl_3 \cdot 6\,H_2O$, $FeCl_3 \cdot 6\,H_2O + Ca(OH)_2$,

$AlCl_3 \cdot 6H_2O$ und $Al_2(SO_4)_3 \cdot 18H_2O$ auszufällen. Die Zugabe von Fällungsmittel erfolgte entsprechend dem Gesamt-Phosphor-Gehalt, wobei das stöchiometrische Verhältnis von Phosphor zu Eisen ($FePO_4$) bzw. zu Aluminium ($AlPO_4$) als Bezugsbasis genommen wurde. Bei Verwendung von 150% der stöchiometrischen Mengen an Eisen oder Aluminium als $FeCl_3$- bzw. $AlCl_3$-Hexahydrat wurde eine mehr als 90%ige Phosphateliminierung erzielt. Das gleiche Resultat war bei Verwendung der doppelten stöchiometrischen Aluminiummenge als $Al_2(SO_4)_3 \cdot 18H_2O$ zu verzeichnen.

Verwendung eines kombinierten Fällungsreagenzes aus Eisen(III)-chlorid-hexahydrat und Calciumhydroxid führt schon bei Einsatz von 80% der stöchiometrischen Eisenmenge unter Zusatz von 100 mg $Ca(OH)_2$/Liter Abwasser zu einer mehr als 90%igen P-Eliminierung. Die hier beschriebenen Fällungen sind besonders im Hinblick auf eine erwünschte sekundäre Nutzung der Immobilisierungsprodukte von Bedeutung, da die Fällungsprodukte als Düngemittel eingesetzt werden können.

Metallsalze als Phosphatfällungsmittel bieten zudem den Vorteil, durch ihre Flockungswirkung die ausgefällten Partikel zu größeren Aggregaten zusammenzuballen.

2.3.4.4.2. Cyanid-Komplexbildung und -Fällung

Die Cyanidfällung mit Eisen(II)-salzen ist eines der ältesten Verfahren zur Entgiftung cyanidischer Abwässer. Es wird als sogenanntes Standverfahren betrieben. Im alkalischen Milieu bei pH um 8,5 bildet sich aus Cyanidion und Eisen(II)-salzen leicht das ungiftige Hexacyanoferrat(II)-ion (Gelbes Blutlaugensalz).

$$6\,CN^- + Fe^{2+} \rightarrow [Fe(CN)_6]^{4-}$$

Für die Entgiftungspraxis ist die Bildung dieses komplexen Anions (als Natrium- oder Kaliumsalz) noch nicht befriedigend, da eine leichte photolytische Rückspaltung möglich ist.

$$[Fe(CN)_6]^{4-} + H_2O \xrightarrow{\text{Licht}} [Fe(CN)_5(H_2O)]^{3-} + CN^-$$

Das sich auf analoge Weise mit Eisen(III)-salzen bildende Hexacyanoferrat(III)-ion (Rotes Blutlaugensalz) ist zu toxisch, als daß man es für Entgiftungszwecke nutzen könnte. Eine Lösung des Problems bietet sich in der Ausfällung des Hexacyanoferrates(II) als Berliner Weiß [Eisen(II)-salz des Hexacyanoferrates(II)]:

$$[Fe(CN)_6]^{4-} + 2\,Fe^{2+} \rightarrow Fe_2[Fe(CN)_6]$$

Als Nebenprodukt werden dabei immer geringe Mengen Berliner Blau ($Fe_4[Fe(CN)_6]_3$) erhalten.

Die Berliner-Weiß-Fällung ist der Berliner-Blau-Fällung vorzuziehen, da Berliner Weiß im pH-Bereich von etwa 3—9 als stabil angesehen werden kann, währenddessen Berliner Blau schon bei pH 8 vollständig hydrolysiert, also als Hexacyanoferration, vorliegt.

Die Stufe der Bildung des komplexen Hexacyanoferrat(II)-ions (Abnahme des Cyanids) kann potentiometrisch verfolgt werden. Über den zu verzeichnenden Potentialsprung von ca. 700 mV kann eine automatische Steuerung der Eisensalzzugabe erfolgen.

Die zweite Stufe, die Ausfällung des Berliner Weiß, kann nicht streng von der ersten Stufe getrennt werden, da das entstandene Hexacyanoferrat(II)-ion teilweise sofort mit dem zugesetzten $FeSO_4$ reagiert.

Eine nahezu quantitative Ausfällung des Berliner Weiß soll erreicht werden, wenn man nach der Zugabe der entsprechenden Menge Eisen(II)-salz einen pH-Wert von ca. 3,5 einstellt. Die Zugabe des Fällungsmittels soll dabei in Lösung, d. h. nicht als Festsubstanz erfolgen. Trotzdem besteht die Gefahr, daß freie Cyanidmoleküle im Niederschlag eingeschlossen sind, die dann etwa auf Deponien wieder ausgewaschen werden können!

Das Verfahren ist günstig für Cyanidkonzentrate, Härtesalzabfälle und die instabileren Zink- und Cadmiumkomplexe anzuwenden; bei letzteren fallen zusätzlich die Metallhydroxide aus.

Komplizierter verlaufen diese Reaktionen bei den stabileren Kupfer- und Nickelkomplexen. Hier wird nicht quantitativ Berliner Weiß ausgefällt. Als Nebenprodukte fallen die Eisen(II)-salze der Cyanocuprate und -nicolate sowie Kupfer(I)-cyanid an, so daß der anfallende Reaktionsschlamm neue Probleme aufwirft.

In der Literatur wird auf die Möglichkeit hingewiesen, daß durch Sonnenlichteinwirkung aus den Komplexen wieder Cyanid freigesetzt werden könnte.

Nach dem Fällungsvorgang noch vorhandene geringe Restmengen an freiem Cyanid (günstigenfalls 1—2 mg/*l*) sind durch H_2O_2 zu zerstören.

2.3.4.4.3. Flockungsreaktionen mit Eisen- oder Aluminiumsalzen

Da in den zu behandelnden Abwässern meist negativ geladene Kolloide enthalten sind, werden zur Ausflokkung kationische Ladungsträger benötigt, wie sie aus $FeCl_3 \cdot 6\,H_2O$, $FeSO_4 \cdot 7\,H_2O$ oder $Al_2(SO_4)_3 \cdot 18\,H_2O$ durch Hydrolyse entstehen. Bei Verwendung von Eisen(II)-sulfat bzw. Eisenvitriol erfolgt dabei zunächst Oxidation durch Luftsauerstoff, und erst anschließend erfolgt die Fällung in neutralem oder alkalischem Milieu, wobei je nach pH-Wert verschiedene Gemische aus Aquo- und Hydroxoaquokomplexen entstehen, so z. B. $[Fe(H_2O)_6]^{3+}$, $[Fe(H_2O)_5(OH)]^{2+}$, $[Fe(H_2O)_4(OH)_2]^{+}$, $[Fe_2(H_2O)_8(OH)_2]^{4+}$.

Bei höheren pH-Werten werden durch Weiterreaktion und Kondensationen noch komplexere Gemische erhalten. Als Endprodukt der Kondensationsreaktionen entsteht $Fe_2O_3 \cdot xH_2O$.

Die zunächst gebildeten flockigen Hydroxyverbindungen sind in der Lage z. B. emulgierte Öle adsorptiv zu binden und kolloide Teilchen zu koagulieren.

Analoges gilt auch für Aluminiumsalze, wie z. B. das $Al_2(SO_4)_3$, welches mit steigendem pH-Wert eine steigende Zahl von Hydroxoaquokomplexen bildet. Dies kann bei hohen pH-Werten soweit führen, daß negative lösliche Aluminationen gebildet werden, die nicht mehr zu einer Koagulation von kolloiden Teilchen befähigt sind. Hieraus wird die Bedeutung des pH-Wertes für derartige Flokkungsreaktionen deutlich.

Besonders wichtig sind die bei pH 4—5 gebildeten sechs- bzw. achtkernigen Komplexe, da diese mit dem neutralen $[Al(H_2O)_3(OH)_3]$ im Gleichgewicht stehen und auch in dessen Gitter eingebaut werden können, wodurch es eine positive Ladung erhält und so zur Kompensation der negativen Ladung der Kolloidteilchen befähigt wird (Einzelheiten hierzu sind den einschlägigen Lehrbüchern der anorganischen Chemie zu entnehmen).

2.3.5. *Reduktive Verfahren*

Reduktive Verfahren sind — von Ausnahmen abgesehen — in der Entgiftungspraxis kaum von größerer Bedeutung, wenn auch eine Reihe von Reduktionsmitteln für derartige Aufgabenstellungen in Frage kommt. Als Beispiele seien unter Praxisgesichtspunkten das SO_2, sowie Natriumsulfit und -bisulfit, Natriumthiosulfat, Natriumsulfid und Eisen(II)-sulfat genannt.

Für die labormäßige Entgiftung von Nitrit ist als reduktives Verfahren die Umsetzung mit Amidosulfonsäure bekannt, wobei der Nitrit-Stickstoff als elementarer Stickstoff freigesetzt wird:

$$NO_2^- + NH_2SO_3H \rightarrow HSO_4^- + N_2 + H_2O$$

Auch Peroxide und Persäuren lassen sich durch Einwirkung verschiedener Reduktionsmittel leicht unschädlich machen.

$$\mathit{R}OOH + NaHSO_3 \rightarrow \mathit{R}OH + NaHSO_4$$

$$\mathit{R}OOH + Fe^{2+} \rightarrow \mathit{R}OH + Fe^{3+}$$

$$H_2O_2 + H_2SO_3 \rightarrow H_2SO_4 + H_2O$$

Das wichtigste in Labor und Technik gleichermaßen anwendbare reduktive Verfahren ist die Überführung sechswertiger Chromverbindungen in ihre dreiwertige Form. Hierauf sei etwas näher eingegangen.

Um gelöste Chromate entgiftend abzutrennen, muß man sie in ihre dreiwertige Form überführen. Meist wird dafür Bisulfitlösung bei einem pH-Wert unter 2,5 angewendet:

$$4\,CrO_3 + 6\,NaHSO_3 + 3\,H_2SO_4 \rightarrow 2\,Cr_2(SO_4)_3 + 6\,H_2O + 3\,Na_2SO_4$$

Wie aus Abb. 6 hervorgeht ist die Reduktion pH-abhängig und zeitabhängig. Als Nebenprodukt kann gasförmiges SO_2 entstehen, weshalb unter gut ziehenden Abzügen zu arbeiten ist bzw. die Chromatreduktionsbecken mit Absaugevorrichtungen auszurüsten sind.

Sind größere Mengen Chromat zu vernichten, kann man in Verbindung damit das SO_2 selbst ökonomisch vertretbar einsetzen.

Als Standentgiftungsverfahren wird auch Eisen(II)-sulfat erfolgreich eingesetzt:

$$2\,CrO_3 + 6\,FeSO_4 + 6\,H_2SO_4 \rightarrow Cr_2(SO_4)_3 + 3\,Fe_2(SO_4)_3 + 6\,H_2O$$

Das gebildete Chrom^{III} bleibt in Lösung und muß im Anschluß an die Reduktion alkalisch ausgefällt werden.

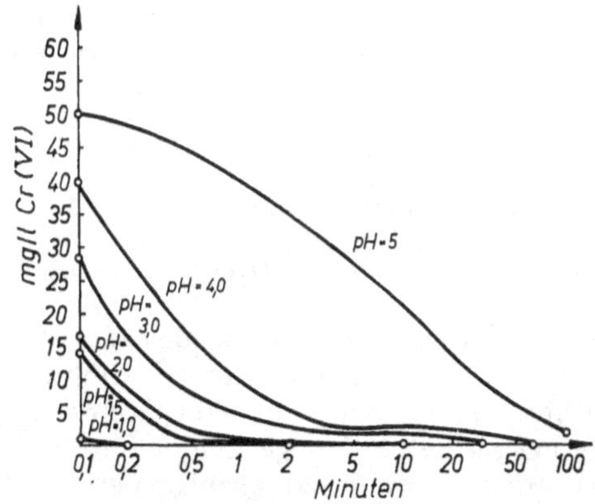

Abb. 6. Reduktionsgeschwindigkeit von Chrom(III)-verbindungen in Abhängigkeit vom pH-Wert.
(Nach J. Grindley, J. Soc. Chem. Ind. 64 (1945), 339; siehe H.-J. Bradke, Galvanotechnik 64 (1973), 556.)

Neuere Verfahren zur Reduktion von Chromsäure und Chromschwefelsäure beruhen auf Umsetzungen mit Wasserstoffperoxid. Da Wasserstoffperoxid bekanntermaßen sowohl oxidierende als auch reduzierende Wirkung entfalten kann, läßt es sich unter bestimmten Bedingungen zur reduktiven Entgiftung von Oxidationsmitteln einsetzen:

H_2O_2 als Oxidationsmittel (Normalpotential +1,77 Volt)

$$H_2O_2 + 2H^+ + 2e \rightarrow 2H_2O$$

H_2O_2 als Reduktionsmittel (Normalpotential +0,68 Volt)

$$H_2O_2 \rightarrow O_2 + 2H^+ + 2e$$

Die zur Entgiftung von Chromsäure und Chromschwefel, säure meist eingesetzten Schwefelverbindungen (Sulfit-SO_2, Dithionit) haben den Nachteil, durch die aus ihnen in der Reaktion gebildeten niederen Schwefelverbindungen geruchliche Belästigungen hervorzurufen.

Läßt man zwei Mol H_2O_2 in schwefelsaurer Lösung (2 Mol H_2SO_4, im Falle der Chromschwefelsäure nicht erforderlich) auf ein Mol Chromsäure einwirken, wird zunächst primär das tiefblau gefärbte Chrompentoxid gebildet, das unter Sauerstoffabgabe sehr schnell in das grüne bis violette (Hydratationsisomerie!) Chrom(III)-salz übergeht:

$$Cr_2O_7^{2-} + 4H_2O_2 + 2H^+ \rightarrow 2CO_5 + 5H_2O$$

Bruttoumsatz:

$$Cr_2O_7^{2-} + 3H_2O_2 + 8H^+ \rightarrow 2Cr^{3+} + 3O_2 + 7H_2O$$

Für die technische Anwendung kommt die Umsetzung von Chromsäureabfällen mit Wasserstoffperoxid sowohl als Tauchentgiftung für behaftete Geräte bzw. Werkstücke in der metallverarbeitenden Industrie als auch als Konzentratentgiftung in Betracht.

Bei der Konzentratentgiftung größerer Mengen ist darauf zu achten, daß die Reaktion nur bei pH-Werten < 1 wirtschaftlich ist.

Die benötigte Menge Wasserstoffperoxid darf, da es sich um eine exotherme Reaktion handelt, nur in kleinen Portionen zugegeben werden.

Enthalten die zu vernichtenden Lösungen mehr als 30g CrO_3/Liter, sollte der Entgiftungsvorgang in mehreren Ansätzen wiederholt bzw. parallel ausgeführt werden.

Es ist zu beachten, daß überschüssiges H_2O_2 bei der sich anschließenden Neutralisation eine Rückoxidation des $Chrom^{III}$ zu Chromat bewirken kann, was aber im allgemeinen nicht eintritt, da diese Reaktion mehrere Stunden beansprucht. Unerwünschte Metallionen können aus Abwässern auch elektrolytisch (katodisch) abgeschieden werden.

2.3.6. *Oxidative Verfahren*

2.3.6.1. *Grundsätzliches*

Die immer noch wichtigsten und für viele Substanzklassen praktizierten Entgiftungsverfahren beruhen auf oxidativen Vorgängen. Auf die reinen Verbrennungsprozesse und die verschiedenen Pyrolyseverfahren wird nachfolgend nicht näher eingegangen.

Oxidativ-katalytische Verfahren werden im Kapitel „Katalytische Prozesse" besprochen (s. S. 117).

Andere als die nachfolgend behandelten Oxidationsmittel können für spezielle Entgiftungsaufgaben auch z. B. Cer(IV)-ionen, Selendioxid, Salpetersäure, Chromsäure oder Chromschwefelsäure sein (siehe Tab. 2).

Tabelle 2

Beispiele für den Einsatz von Oxidationsmitteln zur Entgiftung

Oxidationsmittel	zu entgiftende Substanz	Produkt
Ce^{IV} als Cer-ammonnitrat	Azide	Stickstoff
Salpetersäure	Metallcarbonyle	Metallsalz Wasserstoff Kohlendioxid
Selendioxid	Schwefel-Lost	Sulfon
Chromsäure	Schwefel-Lost	Sulfon
Chromschwefelsäure	Fluoressigsäurederivate	völlige Zerstörung

Wir können hier nicht näher darauf eingehen.

Es sei nur soviel gesagt, daß viele dieser Oxidationsprozesse äußerst kompliziert ablaufen und auch mechanistisch noch nicht völlig geklärt sind. Bei konzentrierter Salpetersäure, Chromsäure und Chromschwefelsäure entstehen beispielsweise meist keine definierten Reaktionsprodukte, sondern nicht näher charakterisierte Gemische. Besonders bei aromatischen Verbindungen ist auch die nitrierende Wirkung der Salpetersäure zu beachten. Auf mögliche Hilfsmittel für Oxidationen in der flüssigen Phase kann hier nur verwiesen werden. So wird es durch die Anwendung der seit etwa 1969 intensiv präparativ genutzten Phasentransfer-Katalysatoren möglich, verschiedene Oxidationen in heterogener wäßrig-organischer Lösung auszuführen. Beispielsweise reagiert neutrales wäßriges Permanganat mit endständigen Olefinen in Benzol in Gegenwart von Trihexyl-methyl-ammoniumchlorid zu den um ein Kohlenstoffatom ärmeren Carbonsäuren; in Gegenwart von Triäthyl-benzyl-ammoniumchlorid mit mittelständigen Olefinen in Methylenchlorid zu cis-Glykolen. Auch die Seitenkettenoxidation von Aromaten verläuft in Gegenwart quartärer Ammoniumsalze mit wäßrigem Permanganat glatt zu den korrespondierenden Säuren. Als analoge Katalysatoren können in bestimmten Fällen die in den letzten Jahren immer mehr an Bedeutung gewonnenen Kronenäther nützlich sein. So kann man wäßriges Permanganat in Gegenwart von Dicyclohexyl-18-crown-6 sehr rasch in Benzol zum violetten „purple benzene“ lösen, welches in der Lage ist, z. B. Alkohole, Olefine, Aldehyde und Aralkylkohlenwasserstoffe unter neutralen Bedingungen in guten Ausbeuten zu oxidieren. Die Sauerstoffatome der Kronenverbindung komplexieren im Lösevorgang das Kalium-Kation, während die Methylengruppen die Löslichkeit in der organischen Phase bewirken. Für entgiftende Oxidationsreaktionen sind jedoch nur solche Phasentransfer-Katalysatoren brauchbar, die selbst relativ stabil gegen Oxidationsmittel sind.

Ein breiter Einsatz derartiger Verbindungen in der Entgiftungspraxis wäre allerdings vorerst noch viel zu kostspielig.

2.3.6.2. Chlorierend-oxidierende Prozesse

2.3.6.2.1. Chlor und Hypochlorite

Die oxidative Wirkung von Chlor beruht in wäßriger Lösung auf seiner Disproportionierung in Chlorid und Hypochlorit, wobei das Gleichgewicht in alkalischem

Medium ganz auf der Seite der Produkte liegt.

$$Cl_2 + 2OH^- \rightleftharpoons Cl^- + OCl^- + H_2O$$

Die unterchlorige Säure zerfällt langsam in Salzsäure und Sauerstoff, wobei – je nach pH-Wert – auch die Bildung von Chlorsäure möglich ist,

$$3HClO \rightarrow HClO_3 + 2HCl$$

sowie

$$2HOCl \rightarrow 2HCl + O_2$$

worauf die oxidierende Wirkung von feuchtem oder wäßrigem Chlor und Hypochloritíon beruht. Daneben ist auch – bei der Verwendung des Chlorkalks – noch die Dichlormonoxid-Bildung zu beachten:

$$Ca(ClO)_2 + H_2O \rightarrow Ca(OH)_2 + Cl_2O$$

$$Cl_2O + H_2O \rightarrow 2HClO$$

In der Technik wird es vor allem zur Oxidation von Schwefelverbindungen (Mercaptane zu Disulfiden, Thioäther zu Sulfonen, Disulfide zu Sulfonsäuren bzw. Sulfochloriden) eingesetzt.

Als ein Beispiel für inkompatible Substanzen sei auf die Ammoniumverbindungen hingewiesen, die mit Chlorüberschuß hochexplosives Stickstofftrichlorid bilden können:

$$3Cl_2 + NH_4Cl \rightarrow NCl_3 + 4HCl$$

Als unerwünschte Nebenreaktion bei Oxidationen mit Chlor ist immer die Chlorierung in Betracht zu ziehen.

So würde die Chlorierung von Phenolen zu dem geruchlich und geschmacklich bis zu 1000 mal stärker wahrnehmbaren Chlorphenolen führen. Daher muß der Einsatz von Aktivchlor in der Abwasserbehandlung von Fall zu Fall verschieden werden.

Einer der wichtigsten technischen Entgiftungsprozesse mit Hypochloriten ist die Zerstörung anorganischer Cyanide. Diese oxidative Cyanidbehandlung gehört zu den klassischen Entgiftungsverfahren. Im allgemeinen wird dazu 12%ige Hypochloritlösung verwendet.

In der ersten Reaktionsstufe erfolgt weitgehend unabhängig vom pH-Wert (in der Praxis wird jedoch wegen der sich unmittelbar anschließenden zweiten Reaktionsstufe in stark alkalischem Bereich gearbeitet) rasche Bildung von Chlorcyan.

$$CN^- + OCl^- + H_2O \rightarrow CNCl + 2OH^-$$

Auch beim Einsatz von Chlor (aus Druckflaschen oder elektrolytisch erzeugt) wird diese Stufe durchlaufen, da sich intermediär Hypochlorit bildet.

Die Oxidation ist exotherm, weshalb bei halbtechnischen oder industriellen Durchlaufentgiftungsverfahren nur Lösungen mit Cyanidgehalten $\leqq 1$ g CN^-/l eingesetzt werden sollten, da bei höheren Konzentrationen die freiwerdende Reaktionswärme Chlorcyan aus der Lösung austreiben würde. Die Reaktionswärme der Chlorcyanbildung beträgt etwa -82 kcal/mol, was für 26 g CN^-/l eine Aufheizung von 1 kg Wasser um 82 °C bedeuten würde.

Konzentriertere Lösungen sind daher auf den angegebenen Konzentrationsbereich zu verdünnen. In der Technik geschieht dies durch automatische Wasserzudosierung über Leitfähigkeitsmessungen. Bei Standentgiftungsanlagen und im Laboratoriumsmaßstab können die Konzentrationen bis zu 10 g/l erhöht werden, wenn das Hypochlorit entsprechend langsam zudosiert bzw. zugetropft wird. Auf jeden Fall sind im Laboratorium die Arbeiten unter gut ziehenden Absaugevorrichtungen durchzuführen.

Der geschilderte Reaktionsverlauf tritt jedoch nur bei freien Cyanidionen ein; Schwermetallkomplexe — wie sie sich in Abwässern durch stets vorhandene Schwermetallionen bilden können — werden nicht angegriffen. Entgiftet werden nur die Cyanidionen, die durch Dissoziation des Komplexes gebildet werden, so daß eine ständige „Nachdissoziation“ nötig ist, wodurch bei stabileren Komplexen (z. B. denen des Kupfers) die Reaktionszeit beträchtlich verlängert wird. Die stärker dissoziierten Komplexe des Zinks und Cadmiums hingegen reagieren ausreichend schnell.

In der zweiten sich unmittelbar anschließenden Reaktionsstufe wird das toxische Chlorcyan zu dem für Warmblüter weitgehend ungefährlichen Cyanat verseift (für bestimmte Fischarten besteht eine Giftwirkung). Für eine ausreichende Reaktionsgeschwindigkeit ist ein pH-Wert um 12 erforderlich (siehe Abb. 7). Die rasche Reaktion ist nötig, um einen teilweisen Austritt des Chlorcyans aus der Lösung in die Umgebung zu vermeiden.

$$CNCl + 2OH^- \rightarrow OCN^- + Cl^- + H_2O$$

Die Abnahme und das Verschwinden des freien Cyanid kann potentiometrisch, z. B. mit einer Goldelektrode gegen Kalomel, verfolgt werden. Man erhält dabei jedoch keine Aussage über die weitere Zerstörung des giftigen Chlorcyans.

Das Cyanat kann dann erforderlichenfalls noch in einer dritten Reaktionsstufe durch Hypochloritüberschuß weiteroxidiert werden. Wegen des großen Aufwandes einerseits und der relativen Ungiftigkeit des Cyanates andererseits, wird in der Praxis meist jedoch darauf verzichtet. In diesem Fall erfolgt die normale langsam verlaufende Hydrolyse zu Ammoncarbonat, letztendlich zu Ammoniak und Kohlendioxid. Der Mehraufwand an Oxidationsmittel für die Cyanatoxidation im Vergleich zum Abbruch der Entgiftung auf dieser Stufe beträgt ca. 4 kg NaOCl pro kg CN^- (7,2 kg im Vergleich zu 3,2 kg). Vom Standpunkt der Umweltbelastung betrachtet, bringt natürlich die Oxidation bei pH 4—6 zu CO_2 und N_2 die günstigsten Endprodukte.

$$2OCN^- + 3OCl^- + 2H^+ \rightarrow 2CO_2 + N_2 + H_2O + 3Cl^-$$

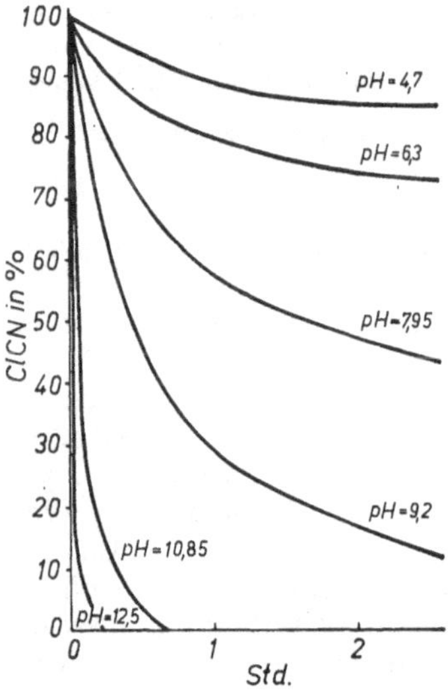

Abb. 7. Schema zur pH-Abhängigkeit der Hydrolysegeschwindigkeit von Chlorcyan.
(Nach W. Stumm et al., Zeitschrift für Hydrologie 16 (1954), 8.)

Im alkalischen Bereich würde Bildung von Ammoniumion bzw. Ammoniak erfolgen.

Überschüssiges Aktivchlor muß nach Beendigung des Entgiftungsvorganges z. B. durch Zugabe von Bisulfit oder Wasserstoffperoxid wiederum vernichtet werden.

Neben der intermediären Bildung des toxischen Chlorcyans hat die Hypochloritoxidation des Cyanids weitere Nachteile.

— Durch die Bildung einer äquivalenten Menge Chlorid wird eine zusätzliche Aufsalzung der Abwässer bewirkt (z. B. resultieren bei der Oxidation von 1 kg CN^- zu Cyanat allein aus der Hypochloritlauge 5 kg NaCl).
— Nach Beendigung der Oxidation muß der Hypochloritüberschuß entgiftet werden.
— Die verwendete Hypochloritlösung ist nicht lagerfähig.
— Bei in der Technik zu beseitigenden Härtesalzabfällen

(neben Cyanid ist hauptsächlich Nitrit zu beseitigen) muß zur Zerstörung des Nitrits von einem pH-Wert von etwa 12 auf einen pH-Wert um 3 angesäuert werden, da die Reaktion

$$NaNO_2 + NaOCl \rightarrow NaNO_3 + NaCl$$

sonst nicht abläuft.

Auch beim Einsatz von Hypochlorit ist wie bei jedem Entgiftungsmittel vor Beginn der Arbeiten zu prüfen, welche Produkte mit welchen Eigenschaften entstehen können. So wirkt trockener Chlorkalk auf Schwefellost und zahlreiche andere Verbindungen unter Flammenbildung ein, und durch hochprozentige wäßrige Aufschlämmungen des Chlorkalkes (s. S. 32) wird eine ganze Reihe von teilweise noch toxischen Substanzen (von chlorierten Sulfiden und Sulfoxiden bis zu Chloral, Chloroform und ihren Hydrolyseprodukten) gebildet, so daß man nur bedingt von einer Entgiftung sprechen kann. Bei N-alkylierten Stickstofflosten führt Hypochlorit nur zu den noch sehr toxischen N-Chloraminen, d. h. nicht zu einer Zerstörung bzw. Entgiftung.

2.3.6.2.2. Chlordioxid

In speziellen Fällen kann auch Chlordioxid zur oxidativen Entgiftung herangezogen werden, obwohl es sein Haupteinsatzgebiet beim Bleichen, bei der Desinfektion und zur Beseitigung von Geschmacksstoffen im Trinkwasser hat. Wirkt es als Oxidationsmittel, wird es in den meisten Fällen zu ClO_2^- reduziert.

Alle phenolischen Verbindungen werden — in Abhängigkeit von ihrer Struktur mit unterschiedlicher Geschwindigkeit — oxidiert, ebenfalls Thiolverbindungen sowie bestimmte Carbonyl-, Carboxyl- und Alkoholverbindungen.

So entsteht z. B. bei der Oxidation von Diacetyl und 2, 3-Butandiol mit verdünnter wäßriger ClO_2-Lösung bei pH 1 Essigsäure und CO_2, was auf eine C—C-Spaltung hinweist. Von Nachteil ist, daß ClO_2 wegen seiner Explosionsneigung nicht transportiert und gelagert werden darf, so daß in jedem Fall die Herstellung am Ort des Verbrauches erfolgen muß, bei kleineren Mengen im allgemeinen durch Oxidation von Chloriten, bei größeren Mengen durch Reduktion von Chloraten.

Auch beim Einsatz von ClO_2 sind zuvor mögliche Gefahren, die sich beim Zusammenbringen mit anderen Substanzen ergeben könnten, in Betracht zu ziehen, beispielsweise reagiert ClO_2 mit elementarem Schwefel unter Explosion.

2.3.6.2.3. Chloramine

Chloramine sind vor allem bedeutungsvoll für die Entgiftung einiger chemischer Kampfstoffe, besonders des 2, 2'-Dichlordiäthylsulfides (Schwefel-Lost). Dabei wird der zweiwertige organische Sulfidschwefel zu seiner vierwertigen Form oxidiert, wobei Sulfiminverbindungen erhalten werden.

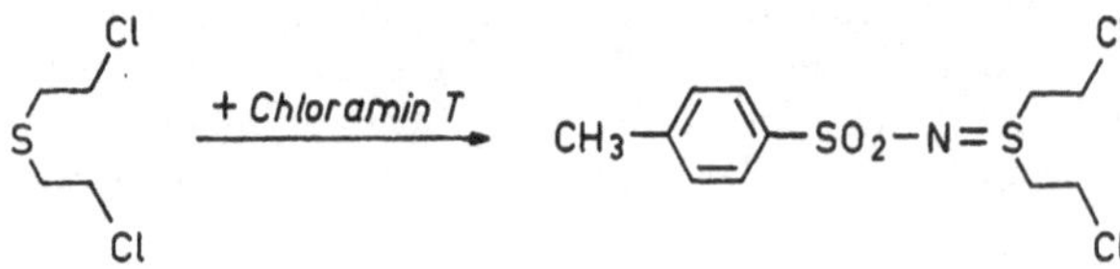

Aus wirtschaftlichen Gründen können mit dieser Reaktion jedoch nur kleinere Mengen Lost entgiftet werden. Dies ist einer der Gründe, weshalb Chloramine hauptsächlich zur Hautentgiftung zum Einsatz kommen. Einzelheiten hierzu sind in der militärchemischen Literatur nachzulesen. Auch beim Einsatz von Chloraminen sind inkompatible Komponenten von vornherein auszuschließen, so NH_3, NH_4^+, Harnstoffe und ähnliche NH-Verbindungen.

2.3.6.3. *„Reine“ Oxidationsprozesse*

2.3.6.3.1. *Kaliumpermanganat*

Kaliumpermanganat ist ein schon sehr lange bekanntes Oxidationsmittel mit zahlreichen Vorteilen wie leichte technische Handhabung und Dosierung sowie Geschmacks- und Geruchslosigkeit.

Das im Ergebnis der Redoxreaktion gebildete Mangandioxid (Braunstein) kann zudem als Flockungshilfsmittel wirksam werden.

Ein Nachteil der Oxidationsverfahren mit Permanganat ist seine erhebliche Fischtoxizität (Grenzkonzentration etwa 5 mg/*l*). Für Braunstein wird eine Grenzkonzentration von 1,3 g/*l* angegeben.

Für industrielle Zwecke sind derartige Permanganatoxidationen oftmals wegen des hohen Chemikalienpreises unökonomisch, während sie für viele Aufgaben im Laboratorium (z. B. Cyanide, niedermolekulare Schwefelverbindungen u. a.) sehr gebräuchlich sind.

Die Umsetzungen sind stark pH-abhängig. Grundsätzlich kann Permanganat nach zwei Redoxreaktionen reagieren, bei pH-Werten < 3 unter Aufnahme von 5 Elektronen zu Mn(II)-ion und im pH-Bereich 3—11,5 unter Aufnahme von 3 Elektronen zum unlöslichen Braunstein.

$$MnO_4^- + 8H^+ + 5e \rightarrow 4H_2O + Mn^{2+}$$

$$MnO_4^- + 4H^+ + 3e \rightarrow 2H_2O + MnO_2 \quad pH\ 7$$

$$MnO_4^- + 2H_2O + 3e \rightarrow 4OH^- + MnO_2 \quad pH\ 7$$

Als Beispiel soll wiederum die Cyanidoxidation betrachtet werden. Für diese gilt kein einheitlicher Mechanismus, da je nach pH-Wert unterschiedliche Reaktionen ablaufen, die zu verschiedenen Produkten führen. Dies ist darauf zurückzuführen, daß — da Blausäure eine schwache Säure ist — das gesamte Cyanid bei pH-Werten < 9 als HCN vorliegt. Bei pH-Werten < 5 erfolgt praktisch keine Reaktion des Cyanids mit Permanganat, weshalb angenommen wird, daß freie HCN nicht mit Permanganat reagiert.

Mit steigender OH-Ionenkonzentration finden verschiedene Reaktionen statt.

Von pH 6—pH 9 wird praktisch quantitativ Dicyan gebildet, während bei pH 9—12 gleichzeitig verschiedene Reaktionen ablaufen, die zu Dicyan, Cyanat und Kohlendioxid führen. Bei pH > 12 wird praktisch quantitativ Cyanat gebildet.

$$2MnO_4^- + CN^- + 2OH^- \xrightarrow{pH>12} 2MnO_4^{2-} + CNO^- + H_2O$$

Das gebildete Dicyan unterliegt verschiedenen Folgereaktionen, die schließlich zu Cyanat und Kohlendioxid führen.

Die Permanganatoxidation von Cyaniden kann durch Zugabe katalytischer Mengen Kupferionen beschleunigt werden.

2.3.6.3.2. Wasserstoffperoxid

Wasserstoffperoxid nimmt unter den Entgiftungsmitteln eine gewisse Sonderstellung ein, da es neben seiner starken Oxidationswirkung auch reduzierende Eigenschaften besitzt und über das in wäßriger Lösung entstehende Perhydroxylion zur raschen Hydrolyse einiger Gifte eingesetzt werden kann.

Sein Einsatz vor allem zur oxidativen Zerstörung toxischer Abfallchemikalien, zur Abwasserentgiftung, zur Desinfektion und Desodorierung kann zur umweltfreundlichen Lösung einer Vielzahl von Problemen beitragen. Neben seiner hohen Reaktivität über einen breiten pH-Bereich hat es den Vorzug, außer Wasser keine Reaktionsprodukte zu hinterlassen, wie es bei den meisten der anderen oxidativen Entgiftungsmittel (Chlor, Chlorbleichlaugen, Chloramine usw.) zumeist der Fall ist. Die durch unverbrauchtes bzw. überschüssiges H_2O_2 mögliche Ätzwirkung ist nur kurzzeitig von potentieller Gefahr, da durch Verunreinigungen im Abwasser rasche Zersetzung bewirkt wird. Weiterhin werden durch das Oxidationsmittel Wasserstoffperoxid selbst im Verlaufe der Entgiftungsreaktion keine wesentlichen pH-Verschiebungen hervorgerufen, und durch die entstehenden Reaktionsprodukte wird keine zusätzliche Aufsalzung des Abwassers hervorgerufen. Der Preis des Wasserstoffperoxids ist allerdings für die technische Großentgiftung ein begrenzender Faktor. In Labor, Technikum und Industrie können mit Hilfe von H_2O_2 vor allem Konzentrate wie Fixier-, Entwicklungs- und Klärbäder, cyanidische Abfälle, Härtesalzabfälle (Cyanid und Nitrit), formaldehydhaltige Wässer, verschiedenste anorganische und organische Schwefelverbindungen und eine Reihe von Einzelchemikalien wirksam desodoriert und entgiftet werden.

In der industriellen Abfallbeseitigung wird H_2O_2 daneben auch schon zur intensiven Sauerstoffversorgung von Belebtschlammanlagen und zur Bekämpfung von Blähschlamm eingesetzt.

Da H_2O_2 auf Haut und Schleimhäute (Nasen- und Rachenschleimhäute, Augen) ätzend wirkt, sollten bei derartigen Arbeiten stets Schutzbrille und Gummihandschuhe getragen werden.

Verschüttetes H_2O_2 und zu beseitigende Reste werden sofort mit viel Wasser in die Kanalisation gespült. Da Wasserstoffperoxid mit den verschiedensten Verunreinigungen, besonders mit Metallen und deren Salzen, mit reduzierenden Substanzen und leicht oxidierbaren organischen Verbindungen sehr rasch und z. T. unter heftigen Zersetzungserscheinungen reagiert, dürfen gebrauchte oder verschmutzte Reste auf keinen Fall zum reinen Produkt zurückgegossen werden.

Nachfolgend sollen einige Entgiftungsbeispiele die Einsatzbreite des Wasserstoffperoxids illustrieren.

- *Formaldehydhaltige Wässer*

Die exotherm verlaufende Oxidation des Formaldehyds durch H_2O_2 verläuft in alkalischem Medium bei Raumtemperatur zu Natriumformiat und Wasser unter Wasserstoffentwicklung:

$$2CH_2O + H_2O_2 + 2NaOH \rightarrow 2HCOONa + 2H_2O + H_2$$

Sie ist Grundlage eines Entgiftungsverfahrens für formaldehydhaltige Abwässer. Bereits nach ca. 30 Minuten Reaktionszeit ist dabei das Abwasser praktisch formaldehydfrei. Zur Senkung des H_2O_2-Einsatzes auf etwa 1/3 der berechneten Menge wird das formaldehydhaltige Abwasser zunächst mit Kalkmilch oder Natronlauge bei erhöhter Temperatur behandelt.

- *Anorganische Cyanide und Härtesalzabfälle*

Die im allgemeinen zur Entgiftung von Cyaniden angewendete Reaktion mit Hypochlorit weist die vorstehend bereits beschriebenen Nachteile auf, die bei den oxidativen Entgiftungsverfahren mit H_2O_2 vermieden werden.

Im ersten Reaktionsschritt bei pH-Werten von 9,5–11 wird sofort Natriumcyanat gebildet, das in einem zweiten Schritt durch Temperaturerhöhung zu Ammoniak und Kohlensäure hydrolysiert werden kann. Praktisch brauchbare Reaktionsgeschwindigkeiten der Cyanatbildung können durch Zusatz katalytischer Mengen Schwermetallionen (z. B. 200 mg $CuSO_4 \cdot 5H_2O/l$) erreicht werden. Bei 25 °C und einer Cyanidkonzentration von 2 g/*l* beträgt die Gesamtreaktionszeit ca. 1 Stunde. Die Abhängigkeit der Oxidation von der Temperatur ist in Abb. 8 dargestellt.

$$NaCN + H_2O_2 \xrightarrow{pH 9,5-11} NaOCN + H_2O$$

$$OCN^- + 2H_2O \rightleftharpoons NH_3 + HCO_3^-$$

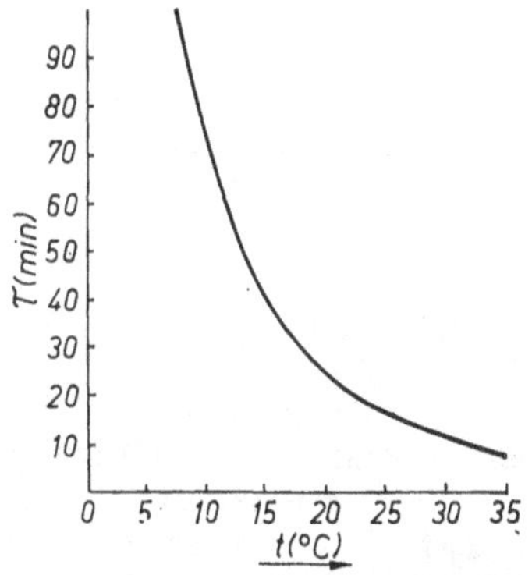

Abb. 8. Abhängigkeit der Reaktionsgeschwindigkeit einer Cyanidoxidation mit H_2O_2. Die Halbwertszeit τ ist die Zeit, in der die Hälfte des ursprünglichen Cyanids (hier 2 g CN^-/l) oxidiert wird. Die Gesamtdauer der Oxidation wird näherungsweise durch 3τ angegeben.
(Nach F. OEHME et al., Galvanotechnik und Oberflächenschutz 7 (1966), 74.)

Das vor allem in Härtesalzabfällen mit zu beseitigende Natriumnitrit reagiert beim gleichen pH-Wert oder im schwach sauren Bereich (pH um 4) zu Natriumnitrat und Wasser.

Der Vorteil des Wasserstoffperoxidverfahrens gegenüber der Hypochloritentgiftung besteht in der direkten Bildung des Cyanates aus Cyanid und Entgiftungsmittel, so daß keine Probleme mit toxischen Zwischenprodukten auftreten. Einzige Produkte des Entgiftungsprozesses sind Cyanat und Wasser, eine zusätzliche Salzbelastung des Abwassers wird vermieden.

Ein weiterer Vorteil ist, daß H_2O_2 nahezu alle in Frage kommenden Cyan-Schwermetallkomplexe, selbst den stabilen Nickelkomplex, zerstören kann.

Der Oxidationsverlauf und die sich anschließende rasche Zersetzung der unverbrauchten geringen Mengen H_2O_2 durch Metallspuren (der primär aus dem Katalysator gebildete Kupfercyanidkomplex wandelt sich am Ende der Reaktion in einen Kupfertetraminkomplex um, an dem die Zersetzung erfolgt) oder andere Verunreinigungen sind exotherm. Unter den angegebenen Voraussetzungen nimmt die oxidative Entgiftung mit Wasserstoffperoxid etwa eine Zeit von 1,5–2 Std. in Anspruch, wobei es günstig ist, die berechnete Menge Oxidationsmittel über einen Zeitraum von ca. 1 Std. zuzutropfen bzw. zuzudosieren. Ein Zusatz von Wasserglas (10–20 cm³/l) zum Schutz des H_2O_2 vor unerwünschter teilweiser Zersetzung empfiehlt sich bei höheren Cyanidgehalten der zu vernichtenden Salze. Der Endpunkt der Entgiftung kann günstig durch die Temperaturerhöhung der einsetzenden katalytischen Zerstörung des Überschuß-H_2O_2 bestimmt werden (Abb. 9).

Bei der Reaktion ist zu beachten, daß sie unter einer gut ziehenden Absaugevorrichtung ausgeführt wird, da – falls die Temperatur zu hoch steigt – geringe Mengen

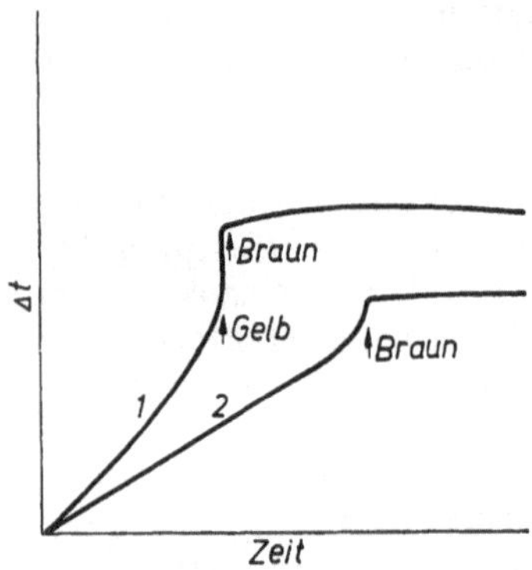

Abb. 9. Temperaturverlauf bei der Cyanidoxidation mit H_2O_2. Der Gesamtbereich der Temperaturerhöhung t während der Reaktion beträgt etwa 80 °C. Am Ende der Reaktion setzt mit beginnender Zersetzung des überschüssigen H_2O_2 ein gut sichtbarer Temperatursprung ein.
Bedingungen: Cyanidkonzentration 2 g CN^-/l; 1: Zugabe von 3,5 cm³ 30%igem Peroxid und 50 mg Cu^{2+}/ als Katalysator. 2: Zugabe von 2 cm³ und 5 mg. Die Temperaturmessung erfolgte mit einer Thermodiode.
(Nach F. Oehe et al., Galvanotechnik und Oberflächenschutz 7 (1966), 74.)

Blausäure freigesetzt werden. Auch bei höheren Konzentrationen ($> 2{,}5\ g/l$) und 25 °C tritt bei pH-Werten < 10 bereits eine beträchtliche Blausäurebildung ein.

Die Reaktion

$$KCN + H_2O \rightleftharpoons KOH + HCN$$

hat bei pH 9,1 ihr Optimum, d. h. 50% des eingesetzten KCN würden hydrolysiert als HCN vorliegen.

Der günstigste Konzentrationsbereich für die Cyanidentgiftung liegt bei 0,5—2,5 g CN^-/l. Bei höheren Konzentrationen empfiehlt sich Verdünnen auf den gewünschten Konzentrationsbereich.

Die bei dem Verfahren je nach Temperatur anfallende mehr oder weniger ammoniakhaltige Abluft sollte zur Neutralisation durch eine Waschflasche bzw. in der Technik durch einen Absorber mit Schwefelsäure geleitet werden, wobei die überschüssige Schwefelsäure nach Abschluß der Oxidation zur Neutralisation der alkalischen Reaktionsmischung verwendet werden kann.

• *Phenole*

Bei vielen Arbeiten im Labor und in vielen Bereichen der chemischen Industrie (Petrolchemie, Plastproduktion usw.) fallen unterschiedlichste Abfallphenole an und müssen beseitigt werden, da sie bei einer Einleitung ins Abwasser dort zu schweren ökologischen Schäden führen würden. Durch Chlorierung sind sie aus dem Abwasser nicht entfernbar, da sich toxische, unangenehm riechende und schmeckende Chlorphenole bilden.

Wie auch bei der Oxidation von Schwefelverbindungen mit H_2O_2 hat sich bei den Phenolen erwiesen, daß Katalysatoren (z. B. Eisensalze wie Eisenvitriol, Kupfer- und Wismutsalze, edelmetallhaltige Aluminosilicate und Eisen selbst) und die Einwirkung von ultraviolettem Licht eine ausreichende Reaktionsgeschwindigkeit und Umsetzungsrate bewirken. Für hochverdünnte Phenollösungen sind Mischkatalysatoren aus Eisen- und Aluminiumsalzen vorteilhafter.

Wenn man einen Restphenolgehalt von < 1 ppm anstrebt, müssen sowohl im Labor als auch Betrieb 2—3 Mol H_2O_2 (100%ig) pro Mol Phenol eingesetzt werden. Als optimaler pH-Wert für die wäßrige Lösung gilt 3—4, in der Praxis beginnt man jedoch bei pH 5—6, da im Verlaufe der Reaktion Säuren gebildet werden, die eine Senkung des pH-Wertes auf 2—3 bewirken. Die Reaktion ist nur unwesentlich von der Temperatur abhängig und der Bereich von 20—50 °C wird empfohlen. Höhere Temperaturen bewirken teilweise Zersetzung des Entgiftungsmittels H_2O_2. Im allgemeinen wird unter den genannten Bedingungen die Oxidation nach 30 Minuten

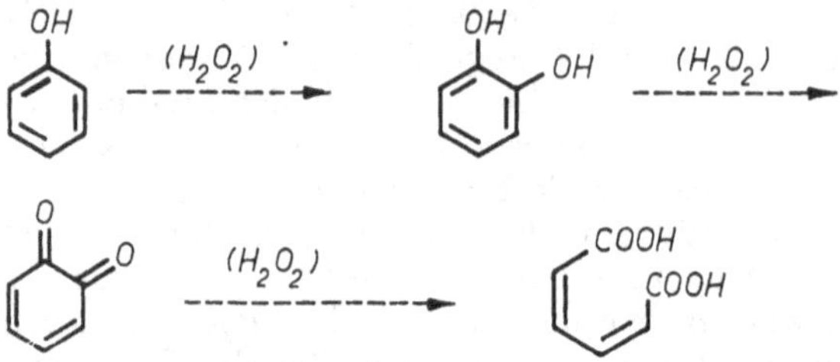

Abb. 10. Schema zur Oxidation von Phenol mit Wasserstoffperoxid.

beendet sein. Die Reaktion führt in der ersten Stufe zu höher hydroxylierten Phenolkörpern, die dann zu den entsprechenden Chinonen oxidiert werden. Wird ein Überschuß H_2O_2 eingesetzt, kann Ringspaltung zu den Carbonsäuren, eventuell über Peroxysäuren sogar Decarboxylierung erreicht werden. Phenol selbst reagiert in neutraler oder schwach saurer wäßriger Lösung in Gegenwart von Fe(II)- oder Fe(III)-salzen mit Perhydrol oder verdünnten Wasserstoffperoxidlösungen in exothermer Reaktion unter Verfärbung der Reaktionsmischung über Gelb und Braun nach Schwarz. Als Hauptprodukt entsteht Brenzkatechin in Ausbeuten um 70%, daneben z. B. Pyrogallol, Chinon, Hydrochinon und Purpurogallin sowie dunkelgefärbte komplexe Verbindungen. Die weitere Oxidation des Brenzkatechins führt über das korrespondierende Chinon unter Ringspaltung zur Dicarbonsäure (Abb. 10).

• *Anorganische und organische Schwefelverbindungen*

Die meisten anorganischen Schwefelverbindungen — vom elementaren Schwefel über Sulfide und Schwefelsauerstoffsäuren bis hin zum Schwefelwasserstoff — lassen sich durch Einwirkung von H_2O_2 letztendlich zum Sulfat umsetzen.

Selbst die in weltweitem Umfang zur Belastung der Biosphäre führenden Schwefeldioxidemissionen können in Spezialwäschern durch Wasserstoffperoxid quantitativ und mit hoher Geschwindigkeit entgiftet werden. Die dabei anfallende Schwefelsäure kann in den Produktionsprozeß recyclisiert werden. Trotzdem ist dieses Verfahren für die industrielle Praxis zu kostspielig.

Eine Übersicht zu den Reaktionen anorganischer Schwefelverbindungen mit H_2O_2 wird in Tab. 3 gegeben.

Praktische Bedeutung kommt der H_2O_2-Oxidation anorganischer Schwefelverbindungen bei der Entgiftung von photochemischen Abfällen (Fixier-, Entwicklungs- und Klärbäder) zu. Fixierbäder enthalten als Hauptkomponente bis zu 200 g/*l* Thiosulfat, dazu wechselnde Mengen Sulfit und Bisulfit sowie als Thiosulfatkomplex gelöstes Silber.

Die eventuell elektrolytisch entsilberten Bäder werden unter Kühlung (da exotherme Reaktion!) mit Wasserstoffperoxid im alkalischen Milieu zur Reaktion gebracht. Technisch wird die Entgiftung potentiometrisch mit Hilfe einer Platin- oder Goldelektrode gegen Kalomel gesteuert (siehe Abb. 11). Der Silber-Thiosulfat-Komplex wird durch H_2O_2 ebenfalls mit zerstört, wobei ein Niederschlag von Ag_2O, AgCl, AgBr und Ag_2S erhalten wird.

Auf ähnliche Weise ist das Sulfit der Entwicklungs- und Klärbäder zu entgiften.

Die Einwirkung von Wasserstoffperoxid auf schwefel-

Tabelle 3

Oxidation anorganischer Schwefelverbindungen mit Wasserstoffperoxid

Schwefelverbindung	Bedingungen	Reaktion/Produkt	Bemerkungen
Schwefel (S_8)	pH > 12	vorwiegend Polysulfide und Thiosulfat	Weiteroxidation möglich, durch Fe^{3+} katalysierbar
Sulfide (S^{2-})	pH < 7 Katalysator: 10–20 ppm Eisenionen, 50–60 °C	vorwiegend Schwefel, daneben Polysulfide, Thiosulfat u. a. $S^{2-} + H_2O_2 \rightarrow S + OH^-$	Reaktionszeit: Sekunden, Weiteroxidation möglich
	pH > 8	Bildung von Sulfat $S^{2-} + 4\,H_2O_2 \rightarrow SO_4^{2-} + 4\,H_2O$	Reaktionszeit: Minuten, Molverhältnis 1:4 (bei Molverhältnis 1:1 erfolgt Schwefelabscheidung)
Polysulfide (S_x^{2-})	pH > 8	Bildung von Sulfat, z. B. $S_3^{2-} + 10\,H_2O_2 + 4\,OH^- \rightarrow 3\,SO_4^{2-} + 12\,H_2O$	Der Bedarf an H_2O_2 richtet sich nach der Zahl der S-Atome im Polysulfid. Bei pH < 8 zersetzen sich Polysulfide zu Schwefel und Sulfid
Sulfit (SO_3^{2-})	pH ≦ 8	Bildung von Sulfat $SO_3^{2-} + H_2O_2 \rightarrow SO_4^{2-} + H_2O$	Reaktionszeit: Minuten (Reaktionszeit bei pH > 8 für praktische Zwecke zu lang).

Tabelle 3 (Fortsetzung)

Schwefelverbindung	Bedingungen	Reaktion/Produkt	Bemerkungen
Thiosulfat ($S_2O_3^{2-}$)	pH > 4 < 7 Katalysator (Mo-, W-, Ti-, V- oder Zr-Salze)	Bildung von Tetrathionat $2S_2O_3^{2-} + H_2O_2 + 2H^+ \rightarrow S_4O_6^{2-} + 2H_2O$ mit Katalysator: Sulfatbildung	
	pH > 7	Bildung von Sulfat $S_2O_3^{2-} + 3H_2O_2 + 2OH^- \rightarrow 2SO_4^{2-} + 5H_2O$	Reaktionszeit: in starken Alkalien (15–20%ige NaOH) und bei Raumtemperatur momentan
Dithionit ($S_2O_4^{2-}$)	pH > 7	Bildung von Sulfat $S_2O_4^{2-} + 3H_2O_2 + 2OH^- \rightarrow 2SO_4^{2-} + 4H_2O$	Im sauren Milieu wird als Nebenprodukt Dithionat erhalten
Dithionat ($S_2O_6^{2-}$)	Temperaturzufuhr, primäre Hydrolyse	primäre Hydrolyse zu Sulfit und Sulfat; Weiteroxidation des Sulfits zu Sulfat $S_2O_6^{2-} + 2OH^- \rightarrow SO_3^{2-} + SO_4^{2-} + H_2O$ $SO_3^{2-} \xrightarrow{+H_2O_2,\ -HO_2} SO_4^{2-}$	Dithionat ist schwer oxidierbar, daher primäre Hydrolyse erforderlich

Tabelle 3 (Fortsetzung)

Schwefelverbindung	Bedingungen	Reaktion/Produkt	Bemerkungen
Polythionate ($S_xO_6^{2-}$)	pH > 7	$S_3O_6^{-2} + 4\,H_2O_2 + 4\,OH^- \rightarrow 3\,SO_4^{2-} + 6\,H_2O$ $S_5O_6^{2-} + 10\,H_2O_2 + 8\,OH^- \rightarrow 5\,SO_4^{2-} + 14\,H_2O$	Der Bedarf an H_2O_2 richtet sich nach der Zahl der S-Atome im Polythionat. Bei pH ≦ 7 sind Polythionate relativ stabil.
Schwefelwasserstoff (H_2S)	Waschlösung aus NaOH und H_2O_2; Katalysator: 0,1–0,5 g Eisenvitriol; anschließende Neutralisation	Bildung von Sulfat $H_2S + 4\,H_2O_2 \rightarrow H_2SO_4 + H_2O$ $\downarrow + 2\,NaOH$ $Na_2SO_4 + 2\,H_2O$	Als Reaktionsgefäß kann ein mit Füllkörpern gefüllter Rieselturm benutzt werden. Gas und Waschflüssigkeit werden im Gegenstrom, die Waschflüssigkeit im Kreislauf geführt. Pro Mol H_2S werden 4 Mol H_2O_2 (100%ig) und 2 Mol NaOH benötigt.

organische Produkte bietet neben der erwünschten Entgiftung auch noch die Möglichkeit, eine Reihe interessanter Produkte für sekundäre Zwecke zu erhalten. Tab. 4 gibt einen Überblick der wichtigsten Reaktionen.

Die in diesem Rahmen zu betrachtenden wohl weitaus wichtigsten Reaktionen organischer Verbindungen sind die Oxidationsreaktionen der aliphatischen und cyclischen Thioäther (org. Sulfide). Die Reaktion zu den Sulfoxiden wird im allgemeinen in Aceton oder Eisessig,

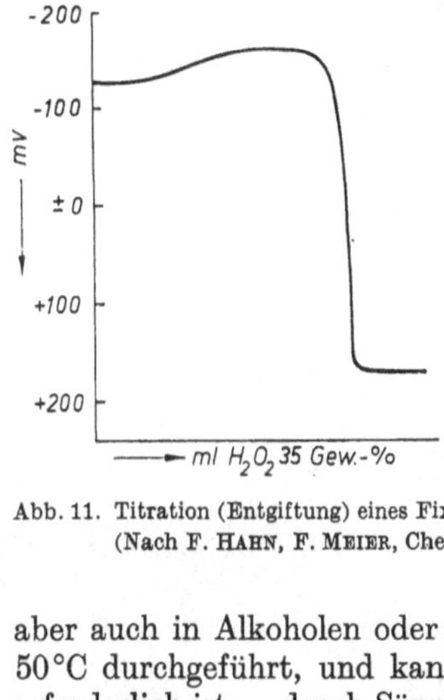

Abb. 11. Titration (Entgiftung) eines Fixierbades mit H_2O_2. (Nach F. HAHN, F. MEIER, Chemiker-Ztg. 95 (1971), 467.)

aber auch in Alkoholen oder ohne Lösungsmittel bei ca. 50 °C durchgeführt, und kann — was aber meist nicht erforderlich ist — durch Säuren oder Eisensalze beschleunigt werden. Bei Anwendung höherer Temperaturen oder Katalysatoreinsatz (Molybdänverbindungen, Zirkonsalze, Wasserstoffionen, Hydroxylionen) verläuft die Oxidation über die Sulfoxide zu den Sulfonen.

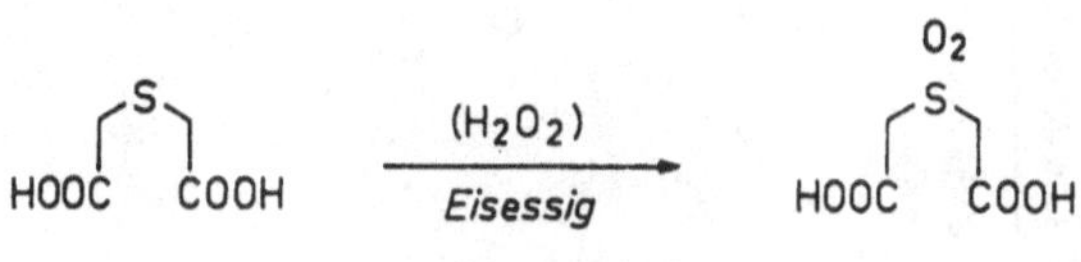

Tabelle 4

Oxidation organischer Schwefelverbindungen mit Wasserstoffperoxid

Verbindungs-klasse	Bedingungen	Reaktion/Produkt	Bemerkungen
Thiole (Mercaptane)	alkalisch, ca. 50 °C	$2R\mathrm{SH} + \mathrm{H_2O_2} \rightarrow R{-}\mathrm{S}{-}\mathrm{S}{-}R$ (Disulfide)	
	sauer, ca. 50 °C, Katalysator (Eisensalz oder Molybdat)	$R\mathrm{SH} + 3\,\mathrm{H_2O_2} + \mathrm{OH^-} \rightarrow R\mathrm{SO_3^-} + 4\,\mathrm{H_2O}$ (Sulfonsäuren)	über intermediäre Disulfide, Reaktionszeit: wenige Sekunden (neutral bis schwach alkalisch ca. 1 Minute)
Thioäther (Sulfide)	pH 2–3, ca. 50 °C, Katalysator (Eisensalz)	$R{-}\mathrm{S}{-}R + \mathrm{H_2O_2} \rightarrow R{-}\mathrm{S}(=\mathrm{O}){-}R + \mathrm{H_2O}$ (Sulfoxide)	Reaktionszeit: einige Minuten
	Temperatur ≫ 50 °C, Katalysator (Molybdate, Zirkonsalze, H^+- oder OH^--Ionen)	$R{-}\mathrm{S}(=\mathrm{O}){-}R + \mathrm{H_2O_2} \rightarrow R{-}\mathrm{S}(=\mathrm{O})_2{-}R + \mathrm{H_2O}$ (Sulfone)	Reaktionszeit: Minuten bis Stunden
Disulfide	sauer, ca. 50 °C, Katalysator (Eisensalz oder Molybdat)	$R\mathrm{SS}R + 5\,\mathrm{H_2O_2} + 2\,\mathrm{OH^-} \rightarrow 2R\mathrm{SO_3^-} + 6\,\mathrm{H_2O}$	Reaktionszeit: einige Sekunden

Es ist jedoch wie bei allen Entgiftungsarbeiten auch hier zu beachten, daß sich nicht alle schwefelorganischen Produkte durch Oxidation in mindertoxische Verbindungen umwandeln lassen. In diesem Zusammenhang sei die Bildung von Senfölen bei der Chlorit-, Hypochlorit- und Wasserstoffperoxidoxidation von Dithiocarbaminaten erwähnt:

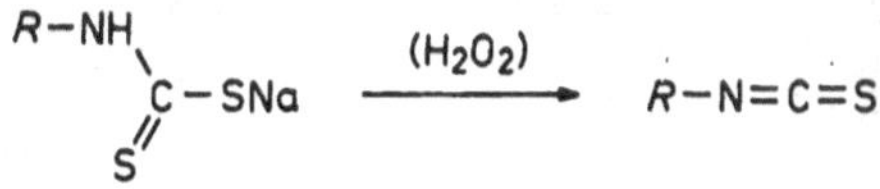

Stets muß demzufolge auch bei der H_2O_2-Anwendung vor der Umsetzung geprüft werden, welche Produkte mit welchen Eigenschaften entstehen können. So können beispielsweise Gemische von Alkoholen, Ketonen, Aldehyden und Kohlenhydraten vor allem mit konzentrierteren Wasserstoffperoxidlösungen explodieren. Alkali- und Erdalkalimetalle und deren Verbindungen bilden Peroxide, die dann wiederum zu vernichten wären. Auch toxische Produkte können bei bestimmten Umsetzungen entstehen, so wird beispielsweise bei der Einwirkung von H_2O_2 auf Chloroform im schwefelsauren Milieu — speziell in Gegenwart von Eisensalzen — neben HCl auch hochgiftiges Phosgen gebildet.

2.3.6.3.3. Perverbindungen

Für bestimmte Aufgaben ist die „Oxidationskraft" von Wasserstoffperoxid nicht ausreichend. In diesen Fällen können andere organische Perverbindungen eingesetzt werden. Für die Stärke ihrer Oxidationswirkung gilt folgende Abstufung:
t-Butylhydroperoxid $<$ Wasserstoffperoxid $\ll$ Peressigsäure $<$ Perbenzoesäure $<$ m-Chlorperbenzoesäure $\approx$ Perameisensäure $<$ p-Nitroperbenzoesäure $<$ o-Monoperphthalsäure $<$ Monopermaleinsäure $<$ Trifluoressigsäure.

Für die Entgiftungspraxis kommen jedoch diese Verbindungen nicht in Betracht. Anorganische Peroxide wie Alkalimetall- und Erdalkalimetallperoxide, Harnstoffperoxid sowie Peroxophosphor- und -schwefelsäuren hingegen kommen zum technischen Einsatz.

Für industrielle Entgiftungszwecke haben aber wohl nur die Peroxomonoschwefelsäure (Carosche Säure), Peroxodischwefelsäure und ihre Salze eine gewisse Bedeutung. Künftig kann auch das Harnstoffperoxid größere Bedeutung erlangen. Ähnlich wie beim Wasserstoffperoxid führt beispielsweise die Einwirkung der *Caro*schen Säure auf Cyanid in direkter Reaktion zum Cyanat:

$$CN^- + SO_5^{2-} \rightarrow OCN^- + SO_4^{2-}$$

Analog verhält es sich bei der Peroxodischwefelsäure:

$$CN^- + S_2O_8^{2-} + 2OH^- \rightarrow OCN^- + 2SO_4^{2-} + H_2O$$

Die Oxidation mit Caroscher Säure oder Caroat verläuft bei pH 9—10 schon bei Raumtemperatur mit ausreichender Geschwindigkeit, kann aber durch katalytische Mengen Kupferionen noch wesentlich beschleunigt werden. Die Dosierung kann über das Redoxpotential erfolgen. Als Nachteil gegenüber der H_2O_2-Entgiftung sind die zusätzliche Salzbelastung der Abwässer, noch dazu als Sulfat, sowie die bedeutend größeren Aufwandmengen an Entgiftungsmittel (pro kg CN^- 5,85 kg $KHSO_5$ oder 9,16 kg $Na_2S_2O_8$ im Vergleich zu 1,3 kg H_2O_2) und der höhere Preis zu nennen.

Als saures Oxidationsmittel vermindert es zudem die natürliche Alkalität der Abwässer, so daß man bei hohen Cyanidkonzentrationen durch hohe Aufwandmengen an Entgiftungsmittel in den sauren Bereich gelangen würde (Freisetzung von Blausäure), d. h. die Entgiftungen mit Perschwefelverbindungen sind, wenn überhaupt, nur für geringe Cyanidkonzentrationen zu empfehlen.

2.3.6.3.4. Ozon

Ozon weist als Oxidationsmittel mit +2,07 Volt eines der positivsten Redoxpotentiale der elektrochemischen Spannungsreihe auf und zeigt daher gegenüber den meisten anorganischen und organischen Verbindungen eine sehr hohe Reaktivität:

$$O_3 + 2H^+ + 2e \rightarrow H_2O + O_2$$

Mit Ausnahme von Gold, Platin und Iridium oxidiert es — besonders in Gegenwart von Feuchtigkeit — alle Metalle zu ihren Oxiden der höchsten Oxidationsstufe. Auch die Halogenwasserstoffe werden mit Ausnahme von Fluorwasserstoff leicht oxidiert. Von besonderer praktischer Revelanz ist wiederum die Oxidation der einfachen und komplexen Cyanide. Ozon greift auch zahlreiche organische Verbindungen an, wobei für die Chemikalienbeseitigung und Abwasserentgiftung besonders die Reaktionen mit Phenolen, Schwefelverbindungen und Farbstoffen von Bedeutung sind. Zahlreiche andere Reaktionen verschiedener Reaktionstypen (z. B. elektrophile Reaktionen, 1,3-dipolare Additionen, Radikalreaktionen, Bildung von Charge-transfer-Komplexen) werden in der organisch-präparativen Chemie für Synthesen genutzt. Stabil gegen Ozon sind die deshalb meist als Lösungsmittel für organische Reaktionen verwendeten Chlorfluorkohlenstoffe (CCl_3F, CCl_2F_2) und Tetrachlorkohlenstoff. Bei Arbeiten mit Halogenkohlenwasserstoffen (wie Chloroform) ist zu beachten, daß sich bei längerer Ozoneinwirkung freies Halogen und eventuell Phosgen bilden können.

Zu beachten ist auch, daß Paraffinkohlenwasserstoffe (z. B. Pentan) Ozon bei —78 °C mit blauer Farbe zu lösen vermögen, daß aber diese Lösungen in konzentrierterer Form zur Detonation neigen.

Hergestellt wird Ozon am günstigsten durch die Einwirkung stiller elektrischer Entladung auf Sauerstoff

(Die handelsüblichen Ozonisatoren liefern Ozonkonzentrationen bis zu 10%). Es kann bei −78 °C an Kieselgel adsorbiert werden (tiefblaue Verfärbung des Adsorbates). Die Desorption des sauerstofffreien O_3 erfolgt durch langsames Erwärmen und Durchleiten von Argon oder Stickstoff.

Wie auch H_2O_2 bietet Ozon als Entgiftungsmittel den Vorteil, zusätzliche Aufsalzung der Abwässer zu vermeiden. Zudem führt das Reaktionsprodukt O_2 zu einer Sauerstoffanreicherung der Abwässer, was sich für nachfolgende biologische Reinigungsverfahren als sehr vorteilhaft erweist.

Die Ozonisierung gehört zwar nicht zu den Standardentgiftungsmethoden im Labor, kann aber für bestimmte Probleme in Labor und Industrie eine günstige Lösungsvariante bringen. In der Technik wird sie gegenwärtig hauptsächlich zur Desinfektion, zur Luft- und Trinkwasseraufbereitung, zur Regeneration verbrauchter Oxidationsmittel (z. B. $KMnO_4$), in der oxidativen Reinigung industrieller Abgase (Abgaswäsche) unter O_2-Zusatz und zur Abwasserreinigung (vorzugsweise Phenole, Cyanide, Schwefelverbindungen) eingesetzt.

Arbeiten mit Ozon sind wegen seiner Toxizität unbedingt unter gut ziehenden Absaugevorrichtungen durchzuführen (*MAK* 0,1 ppm, Geruchsschwelle um 2 ppm).

Nachfolgend einige ausgewählte Entgiftungsbeispiele für die Ozonanwendung.

- *Anorganische Cyanide*

In schwach alkalischer wäßriger Lösung reagiert Ozon mit einfachen Cyaniden rasch und quantitativ zu Cyanat, welches dann wiederum mit Ozon in einem zweiten Schritt weiteroxidiert werden kann oder das sich in bekannter Weise hydrolytisch zu Kohlensäure und Ammoniak zersetzt. Der bei der Reaktion freiwerdende Sauerstoff in statu nascendi dürfte ebenfalls oxidativ in das Reaktionsgeschehen eingreifen und seinerseits zur

Oxidation des Cyanidions beitragen, so daß der Ozonverbrauch unter die stöchiometrische Menge für das Cyanid sinkt. (Der Gesamtverbrauch liegt jedoch wieder höher, da Ozon alle vorhandenen Verunreinigungen ebenfalls angreift).

Auch Cyanid-Schwermetallkomplexe können durch Ozon oxidativ zerstört und wirksam entgiftet werden, wobei das Metall-Zentralion bei Einhaltung eines optimalen pH-Wertes gleichzeitig als Hydroxid oder Oxid quantitativ ausgefällt wird.

Allerdings ist der wirtschaftliche Nachteil eines gegenüber den einfachen Cyaniden erhöhten Ozonverbrauches zu verzeichnen, hervorgerufen durch die Aufoxidation der Metalle in ihre höchste Oxidationsstufe und die teilweise heterogen-katalysierte Zersetzung des Ozons an den abgeschiedenen Metallhydroxid- und Oxidschlämmen, die daher kontinuierlich aus dem Entgiftungsbad entfernt werden sollten (Rückgewinnung der Metalle!).

Der Abbau erfolgt günstigerweise in einem pH-Bereich von 9—11; pH-Werte > 11 bewirken einen raschen homogenkatalysierten Ozonzerfall.

Lösungen der einfachen und komplexen Cyanide des Cu, Cd, Ag, Zn und Ni in Konzentrationen von 50 mg/l werden durch einen Ozon-Sauerstoffstrom (3—4 Vol.-% O_3, Gasdurchsatz 2 l/Std.) bei 20 °C rasch zerstört (5 bis 15 Minuten). Die sehr stabilen Au-, Fe- und Co-Komplexe werden unter den genannten Bedingungen nur unvollständig zersetzt (40—60%iger Abbau). Ferrocyanid wird dabei zunächst zum Ferricyanid oxidiert, das dann unter Ausfällung von Fe(III)-hydroxid weiter abgebaut wird.

Eine quantitative Umsetzung kann auch bei diesen stabilen Komplexen erreicht werden, wenn man bei höheren Temperaturen, unter UV-Lichtbestrahlung oder mit Katalysatoren arbeitet. Als katalytisch wirksam haben sich — in der Reihe ihrer katalytischen Aktivität geordnet — besonders die Ionen folgender Schwermetalle erwiesen: Cu, Ni, Mn, Sn, Ce, La, V. Wie bei den meisten

Entgiftungsverfahren empfiehlt sich auch hier die Anwendung eines leichten Ozonüberschusses.

Beispielsweise kann der Oxidationsverlauf cyanidischer Lösungen durch Zusatz katalytischer Mengen Kupfer(II)-salz beträchtlich beschleunigt werden (siehe Abb. 12).

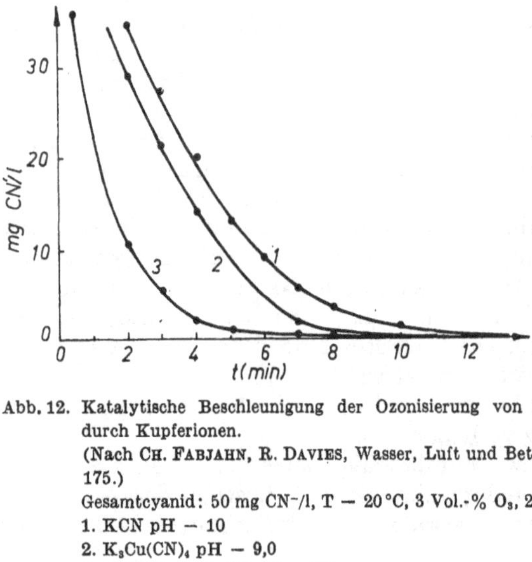

Abb. 12. Katalytische Beschleunigung der Ozonisierung von Kaliumcyanid durch Kupferionen.
(Nach CH. FABJAHN, R. DAVIES, Wasser, Luft und Betrieb **20** (1976), 175.)
Gesamtcyanid: 50 mg CN^-/l, T – 20 °C, 3 Vol.-% O_3, 2 l/h
1. KCN pH – 10
2. $K_3Cu(CN)_4$ pH – 9,0
3. 10 KCN + 1 CuCN pH – 9,6

Für den technischen Einsatz wurden kontinuierliche Verfahren entwickelt, in denen cyanidisches Abwasser und Ozon-Sauerstoffstrom im Gegenstrom in einer Füllkörperkolonne zur Reaktion gebracht werden. Bei Cyanidkonzentrationen $> 0,5$ g/*l* sollten Kombinationsverfahren mit H_2O_2 angewandt werden.

Andere Entgiftungsverfahren arbeiten unter Druck, wobei die Reaktionsgeschwindigkeit durch die gegenüber Atmosphärendruck erhöhte Löslichkeit des Ozons in der wäßrigen Phase gesteigert wird.

• *Schwefelverbindungen*

So wie sich zahlreiche anorganische Schwefelverbindungen in Gegenwart von Feuchtigkeit oder in wäßriger Lösung (z. B. Schwefelwasserstoff, Sulfide, SO_2) bei ausreichender Menge Ozon sehr rasch zur Schwefelsäure bzw. Sulfaten oxidieren lassen, können auch die verschiedensten organischen Schwefelverbindungen — besonders aliphatische und cyclische Thioäther- in geeigneten Lösungsmitteln (meist Tetra oder Chloroform, aber auch Wasser) durch Ozon oxidiert werden.

Dabei wird zumeist in der Kälte oder bei Raumtemperatur solange Ozon in die Lösung eingeleitet bis keine Ozonaufnahme mehr zu verzeichnen ist. Die Kontrolle erfolgt durch Prüfung des Restgases. In bestimmten Fällen kann die Stufe des Sulfoxides abgefangen werden (z. B. bei Dibenzylsulfid), meist aber verläuft die Reaktion bis zum Sulfon (z. B. bei Diäthylsulfid, Dicyclohexylsulfid). Die Produkte können durch Abtrennen des Lösungsmittels isoliert werden.

Auch beim Ozon sind nicht alle Reaktionen mit einer Entgiftung verbunden.

Beispielsweise führt die Einwirkung von Ozon/Luft auf Halogenalkylamine (z. B. N-Lost) zu den N-Oxiden, die — wie schon erwähnt — noch eine erhebliche Toxizität aufweisen.

2.3.6.3.5. *Elektrochemische Oxidation (am Beispiel anorg. Cyanide)*

Elektrochemische Oxidationsverfahren sind für Entgiftungszwecke vorerst noch kaum in der Anwendung. Für die Cyanidentgiftung wurde diese Methode jedoch bereits in Betracht gezogen. Wie ein Vergleich der Redoxpotentiale zeigt, ist eine Oxidation des Cyanids mit Luftsauerstoff thermodynamisch durchaus möglich, wenn auch dieser Prozeß für eine praktische Nutzung zu langsam abläuft (Eo CN^-/CNO^-: $-0{,}9$ Volt; Eo OH^-/O_2: $+0{,}4$ Volt).

Verwendet man jedoch elektrolytisch an der Anode erzeugten Sauerstoff, so weist dieser eine beträchtlich stärkere Reaktionsbereitschaft auf als seine molekulare Form. In der Literatur wird über halbtechnische Elektrolyseverfahren, die sowohl als Durchfluß- als auch Chargenverfahren betrieben werden können, berichtet. Als beste Anoden- und Katodenmaterialien werden Graphit und Eisen angegeben.

Günstig sollten derartige Verfahren vor allem für komplexe Schwermetallcyanide sein, da neben der Oxidation des Cyanids an der Anode, an der Katode das komplex gebundene Metall abgeschieden wird und so zurückgewonnen werden kann.

2.3.6.3.6. Singulettsauerstoff

Die schon sehr lange bekannte bleichende Wirkung des Sonnenlichtes ist nur in Gegenwart von Luftsauerstoff durch photochemische Bildung einer aktivierten Sauerstoffspezies sowie peroxidischer Nebenprodukte möglich. Aus dem paramagnetischen molekularen Sauerstoff mit 12 Valenzelektronen, davon zwei ungepaarten, hat sich teilweise elektronisch angeregter Sauerstoff (Singulettsauerstoff) gebildet. Von letzterem sind spektroskopisch zwei Arten nachgewiesen worden. Die eine enthält beide Valenzelektronen gepaart in einem der beiden π^*-Orbitale, bei der anderen Sauerstoffart erfolgt Spinumkehr eines Elektrons im halbbesetzten π^*-Orbital des Triplettsauerstoffes. Dafür ist eine Energieaufnahme von 22 bzw. 37 kcal/mol nötig.

Die Herstellung von angeregtem (Singulett-)Sauerstoff ist für praktische Entgiftungszwecke vorerst zu aufwendig. Man verwendet dazu Helium-Neon-Laser, die Photolyse von Ozon sowie ein der Ozondarstellung ähnliches Gasentladungsverfahren. Letztere Methode liefert jedoch nur Konzentrationen an aktiviertem Sauerstoff bis zu 2%.

Ein weiteres Verfahren ist die thermische Zersetzung bestimmter Peroxide und Ozonide, z. B. die Spaltung des Adduktes aus Triäthylphosphit und Ozon, die schon bei −15 °C abläuft.

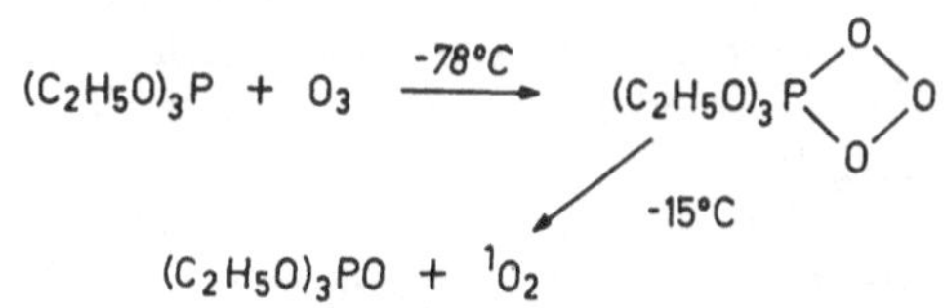

Auch bei der Umsetzung von Wasserstoffperoxid mit Hypochloriten soll Singulettsauerstoff mit entstehen.

$$H_2O_2 + OCl^- \xrightarrow{(H_2O)} H_2O + {}^1O_2 + Cl^-$$

Jedoch darf diesen Gleichungen keine quantitative Umsetzung entnommen werden, denn nur bei einem Teil des gebildeten Sauerstoffes handelt es sich tatsächlich um Singulettsauerstoff.

Die eleganteste, aber für Entgiftungszwecke ökonomisch wiederum kaum geeignete Methode ist die Erzeugung von Singulettsauerstoff durch Energieübertragung von anderen photochemisch angeregten Molekülen (sogenannten Sensibilisatoren, meist Farbstoffmoleküle wie Methylenblau, Eosin, Fluorescin) auf Triplettsauerstoff. Der dabei gebildete Singulettsauerstoff kann dann in einer sogenannten sensibilisierten Photooxidation zur Oxidation organischer Moleküle („Acceptoren“) eingesetzt werden.

Der Einsatz von aktiviertem (Singulett-)Sauerstoff als Entgiftungsmethode in breiterem Rahmen kommt gegenwärtig noch nicht in Frage, so daß diese Problematik nur von theoretischem Interesse ist. Hingegen hat er für die Lösung bestimmter Probleme in der präparativen Naturstoffchemie bereits praktische Erfolge gebracht, so z. B. bei der Reaktion von Dienen zu cyclischen Peroxiden, bei der Reaktion von Olefinen mit allylischem Wasserstoff (Enreaktion) und bei der Bildung von Dioxetanen aus elektronenreichen Olefinen.

2.3.7. *Katalytische Prozesse*

Bei katalytischen Entgiftungsverfahren sind im wesentlichen zwei grundlegende Prozesse zu unterscheiden.

Erstens die katalytische Verbrennung und katalytische Oxidation gas- oder dampfförmiger Abluftbestandteile und zweitens die Beschleunigung der Reaktionsgeschwindigkeit naßchemischer Entgiftungsprozesse wie Oxidation und Hydrolyse durch Katalysatorzusatz.

Im ersten Fall handelt es sich dabei um heterogenkatalysierte Prozesse im zweiten Fall kann es sich sowohl um heterogen- als auch um homogenkatalysierte Prozesse handeln.

Eine weitere Katalysemöglichkeit liegt in der Anwendung von Phasentransfer-Katalysatoren, die u. a. das Arbeiten in Zweiphasen(flüssig-flüssig)-Systemen erlauben wie an Beispielen (s. S. 87 Oxidationen) schon gezeigt wurde. Nachfolgend wird zunächst der erstgenannte katalytische Entgiftungsprozeß etwas eingehender besprochen.

Bei der katalytischen Verbrennung erfolgt zunächst eine Aufheizung des zu verbrennenden Gases mit Hilfe von Brennern oder Wärmeaustauschern auf ca. 300 bis 400 °C und anschließend die Oxidation an speziellen Katalysatoren (z. B. Platinmetalle auf Aluminiumoxid). Ein wesentlicher Vorteil gegenüber der klassischen thermischen Verbrennung besteht in den wesentlich geringeren Energiekosten, da nur relativ niedrige Temperaturen erforderlich sind. Eingeschränkt wird die breite Anwendbarkeit der katalytischen Verbrennung allerdings durch die in vielen der zu verbrennenden Abgase enthaltenen Katalysatorgifte (z. B. organische Phosphor- und

Siliciumverbindungen sowie besonders Schwermetallspuren).

Anwendbar ist die katalytische Verbrennung überall dort, wo Kohlenwasserstoffe aus der Abluft entfernt werden müssen, z. B. können so die Restgase aus der Luftoxidation von Paraffinen und Olefinen (Äthylenoxid, Propylenoxid, Acrolein), von Aromaten (bei der Phthalsäureanhydrid- oder der Maleinsäureanhydridherstellung) und von Alkoholen auf diese Weise gereinigt werden. Es können auch Abgase von Hydrierungen, Decarboxylierungen, Polymerisationen und Pyrolysen auf diesem Weg umgesetzt werden. Bei entsprechend hoher Konzentration der zu verbrennenden Verbindungen ist die freiwerdende Energie ausreichend, um über entsprechende Wärmeaustauscher eine autotherme Energieversorgung sicherzustellen.

Als spezielles Beispiel für ein oxidativ-katalytisches Verfahren in der Gasphase sei hier die katalytische HCN-Verbrennung dargestellt.

Nach Jola (Galvanotechnik 61 (1970), Heft 12, 1003) werden cyanidhaltige Konzentrate in geeigneten Reaktionsgefäßen (z. B. Rieseltürme) mit Schwefel- oder Salzsäure behandelt. Hierzu können auch Abfallsäuren Verwendung finden.

Es wird zunächst Blausäure freigesetzt, was im Fall der Alkalicyanide schon bei relativ hohen pH-Werten gelingt. Bei pH 7 liegt das Gleichgewicht der Reaktion

$$2NaCN + H_2SO_4 \rightleftharpoons 2HCN + Na_2SO_4$$

zu über 90% auf der Produktseite.

Auch aus komplexen Cyaniden kann man — bei entsprechend niedrigeren pH-Werten < 2 — die Blausäure ebenfalls quantitativ freisetzen.

Durch die in dieser primären Austreibungsreaktion sich vollziehende Verdünnung der zugegebenen Säure erfolgt eine leichte Erwärmung, was sich für die HCN-Freisetzung günstig auswirkt. Im Gegenstrom zur Lösung wird Luft geleitet, wobei durch innige Berührung (z. B. durch Raschigringe im Rieselturm) die HCN vollständig ausgetrieben und mit der Luft abgeführt wird. Es werden so mehr als 99% der Cyanide als Blausäure freigesetzt. Die erhaltene HCN-haltige Luft wird in einem speziellen Verbrennungsofen bei etwa 300 °C an Platinkatalysatoren zu CO_2 und Stickstoff verbrannt. Der Vorgang ist exotherm, so daß über Wärmeaustauscher das Ausgangsgas ausreichend vorgewärmt werden kann. Die katalytische Verbrennung erfolgt gemäß:

$$4HCN + 5O_2 \rightarrow 4CO_2 + 2N_2 + 2H_2O$$

Theoretisch sind zudem folgende Reaktionen möglich:

$$4HCN + 3O_2 \rightarrow 4CO + 2N_2 + 2H_2O$$

$$2CO \rightarrow C_s + CO_2$$

$$C_s + H_2O \rightarrow CO + H_2$$

$$C_s + O_2 \rightarrow CO_2$$

Jedoch ist eine solche Kohlenmonoxidbildung nur dann möglich, wenn nicht genügend Sauerstoff vorhanden ist. Sicherheitstechnisch bietet der Prozeß keine Schwierigkeiten, da die Anlage in sich völlig geschlossen ist und zudem noch mit Unterdruck arbeitet. Das Verfahren ist besonders günstig für höhere Cyanidkonzentrationen > 10 g/*l*. Dieses Cyanidentgiftungsverfahren gilt als das wirtschaftlichste. Zum Vergleich sei angeführt, daß die Hypochloritoxidation bis zum Cyanat sechsmal und bis zu CO_2 und N_2 zwölfmal teurer ist.

Die katalytische Oxidation ist auch für andere Verbindungen anwendbar. So sind nach BOND und SADEGHI (J. appl. Chem. Biotechnol. 25 (1975), 241) chlorierte Kohlenwasserstoffe wie CH_2Cl_2, $CHCl_3$, CCl_4, $C_2H_2Cl_2$, C_2HCl_3 und C_2Cl_4 an Platin/Al_2O_3-Katalysatoren wirksam zu HCl und CO_2 umgesetzt worden. Bei einem

Katalysator mit 0,8% oder mehr Platin werden im allgemeinen Umsetzungsraten von über 95% erzielt. Hierfür liegen vorerst jedoch nur Laborerprobungen vor.

Doch nicht nur entgiftende Oxidationen sind in der Gasphase durchführbar. In der chemischen Industrie fallen häufig Abgase an, die Stickoxide enthalten. Diese können durch Reduktion zum Stickstoff beseitigt werden. Das Verfahren wird besonders dann angewandt, wenn eine Rückgewinnung der Säure z. B. nicht erwünscht ist oder wenn kostengünstige Reduktionsmittel zur Verfügung stehen bzw. wenn das Abgas nur wenig Sauerstoff enthält und wenn die Stickoxidkonzentrationen relativ konstant bleiben. Günstigenfalls werden dabei Stickoxidrestkonzentrationen um 50 ppm erreicht. Als Katalysatoren für die Gasphasenreduktion werden vorzugsweise Edelmetalle eingesetzt.

Außer in der Gasphase sind auch in der flüssigen Phase heterogen-katalytische Verfahren bekannt. Als ein Beispiel sei wiederum die katalytische Oxidation von Cyaniden angeführt. Bei diesem Verfahren wird die cyanidische Lösung durch eine mit Aktivkohle gefüllte Kolonne bzw. einen Rieselturm geleitet und im Gegenstrom Luft eingeblasen. Dabei wird das zunächst adsorptiv gebundene Cyanid oxidativ-katalytisch abgebaut, wobei die partielle Oxidation zu Cyanat den Vorrang hat.

$$2CN^- + O_2 \rightarrow 2OCN^-$$

$$4CN^- + 5O_2 + 2H_2O \rightarrow 4CO_2 + 2N_2 + 4OH^-$$

Auch die Cyankomplexe des Zinks, Cadmiums und Kupfers können durch dieses Verfahren zerstört werden, Nickelkomplexe hingegen nur unvollständig und Eisenkomplexe überhaupt nicht mehr. — Die günstigsten Ergebnisse lassen sich bei schwach cyanidischen Spülwässern erzielen; durch derartige Verfahren kann die Cyanidkonzentration um 99% gesenkt werden. Die Entgiftungskapazität einer solchen Kohle beträgt pro Tag und Kubikmeter einige Kilogramm Cyanid. — Zur

Regenerierung des nach gewisser Zeit durch abgelagerte Carbonate und Hydroxide unbrauchbar gewordenen Katalysatorkontaktes wird zunächst sauer gespült und anschließend neutralisiert. Hierbei fallen die enthaltenen Metallverunreinigungen als Hydroxide an. Während des Regenerierungsvorganges werden auch noch adsorbierte komplexe Cyanide gespalten und spontan oxidiert.

Für gängige Labor- und Technikumsentgiftungen kommt solchen Methoden jedoch vorerst kaum Bedeutung zu. Hier spielen die „klassischen" Flüssigphasenoxidationen mit billigen und ausreichend zur Verfügung stehenden Oxidationsmitteln immer noch die größte Rolle. Sie werden jedoch für technische Zwecke in der Zukunft sicherlich an Bedeutung gewinnen. Schon heute werden in der Abwasserreinigung Verfahren der nassen katalytischen Oxidation in Kombination mit nachfolgenden Fällungsverfahren erprobt und eingesetzt. Als Katalysatoren dienen Torfkoks, Aktivkohle und imprägnierte Aktivkohle. Der Lufteintrag erfolgt über normale Gebläse und/oder durch am Boden des Reaktionsbeckens angebrachte poröse Belüftungselemente. Spezielle Rührwerke sorgen für eine intensive Durchmischung von Abwasser und Luftsauerstoff. Durch diese Bewegung wird auch die laufende Regenerierung der Katalysatorpartikel erreicht. Die katalytische Oxidation und die Regenerierung erfolgen dabei in einem gewissen Wechselrhythmus, dessen Ablauf modellhaft in Abb. 13 dargestellt ist. Der Reaktionsmechanismus ist jedoch noch nicht völlig geklärt.

In der Entgiftungspraxis spielen in vielfältiger Weise katalytisch beeinflußte Hydrolyseprozesse eine bedeutsame Rolle. So wird beispielsweise in mehreren Patentschriften über die katalysierte Hydrolyse von Nitrilen berichtet, wobei u. a. Kupferoxid (US-Pat. 3846495; 1974), Säuren (DOS 2438263; 1975) und Basen (US-Pat. 3876691; 1975) als Katalysatoren verwendet werden. Durch Natriumsulfid kann die Hydrolyse von Nitrilen ebenfalls katalysiert werden. Als Produkte erhält man je nach eingesetztem Katalysator die korrespondierenden Carbonsäureamide oder die Säuren. Auch das schon als Oxidations- und Reduktionsmittel beschriebene Wasserstoffperoxid be-

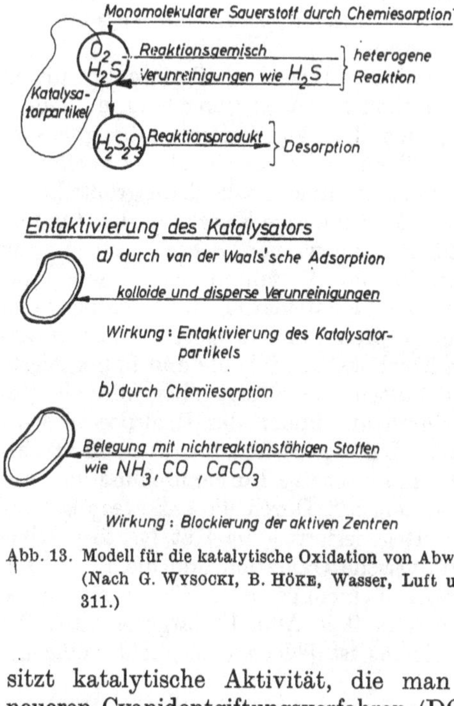

Abb. 13. Modell für die katalytische Oxidation von Abwasser-Schadstoffen. (Nach G. Wysocki, B. Höke, Wasser, Luft und Betrieb 18 (1974), 311.)

sitzt katalytische Aktivität, die man sich in einem neueren Cyanidentgiftungsverfahren (DOS 2109939) zunutze macht. Primär werden hierbei die anorganischen Cyanide mit Formaldehyd zu Formaldehydcyanhydrin umgesetzt, welches dann unter dem katalytischen Einfluß von Wasserstoffperoxid zu Glykolsäureamid und dieses zu Glykolsäure hydrolysiert, die biologisch abbaubar ist. In einer Nebenreaktion wird allerdings ein kleiner Teil des Cyanids zu Cyanat oxidiert.

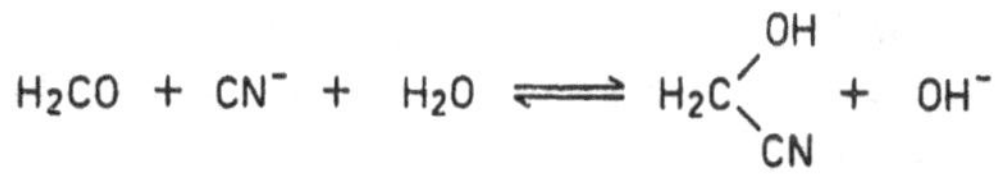

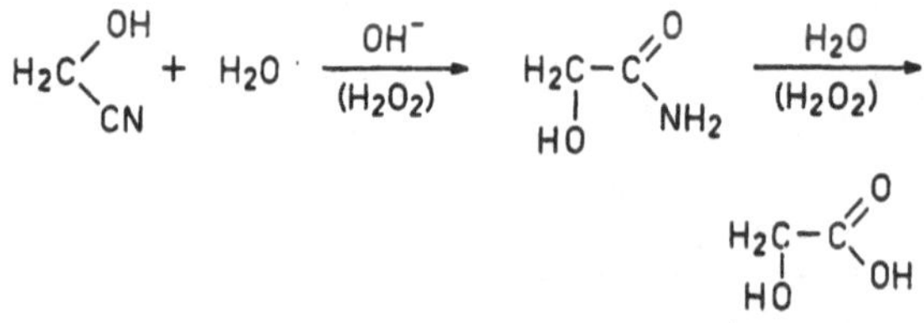

Von Vorteil ist dieses Verfahren für die Entgiftung niederer Cyanidkonzentrationen freier Alkalicyanide, aber auch Metallcyanidkomplexe können auf diesem Weg umgesetzt werden. Es wird eine quantitative Abscheidung der Metalle als Hydroxide oder Carbonate erreicht (weitgehend schon bei der Primärreaktion mit Formalin): z. B.

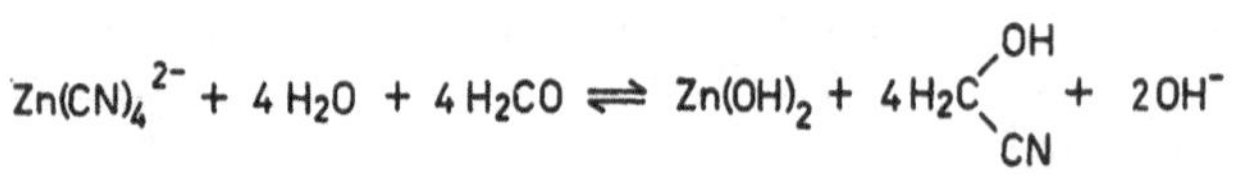

Das Verfahren eignet sich besonders für den Einsatz nach dem Tauchprinzip für cyanidbehaftete Geräte im Labor sowie in der Galvano- und Härtetechnik.

Auch die Einwirkung von Wasserstoffperoxid auf Nitrile selbst führt bei erhöhter Temperatur und im alkalischen Medium unter partieller Hydrolyse zu Amiden.

$$CH_3(CH_2)_2CN \xrightarrow{(H_2O_2)} CH_3(CH_2)_2CONH_2$$

Als Lösungsvermittler werden Alkohole zugesetzt. Aliphatische Nitrile wie Butyro- und Valeronitril geben in wäßrig-alkoholischer Lösung schon mit 6%igem H_2O_2 nach Zusatz von Natronlauge die entsprechenden Amide in Ausbeuten um 60%.

Auch Benzonitril reagiert in schwach alkalischer Lösung sehr glatt zum Benzamid, wobei die Reaktion mit HOO^- etwa 10^4mal so schnell wie mit OH^--Ionen abläuft. Gleiches gilt für zweitsubstituierte Benzonitrile. p-Nitrobenzonitril gibt mit alkalischer 6%iger H_2O_2-Lösung in 4 Stunden 90% Amid. — Entstehen ungesättigte Amide, so besteht nach ihrer Bildung noch die Möglichkeit einer Reaktion an der C=C-Doppelbindung unter Bildung von Glycidamiden.

Der katalytischen Hydrolyse von Phosphor- und Phosphonsäureestern kommt in vielfacher Hinsicht besondere praktische Bedeutung sowohl im zivilen wie im militärischen Bereich zu. Für diese Ester ist daher die Möglichkeit der Wasserstoffperoxidverwendung als Katalysator eingehend untersucht worden. EPSTEIN et al. (J. org. Chemistry 21 (1956), 796) haben als erste am Beispiel des Sarins und des Paraoxons die deutliche Beschleunigung der basischen Hydrolyse durch H_2O_2 festgestellt. Im Falle des Paraoxons kann die Reaktion durch das Auftreten des stark gefärbten p-Nitrophenoxy-Ions auch optisch gut verfolgt werden.

Der vermutliche Mechanismus ist folgender:

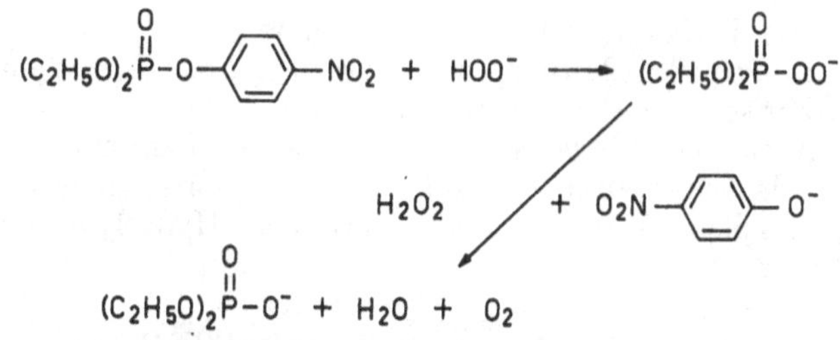

Die Reaktionsgeschwindigkeit dieser „Perhydrolyse" ist etwa 10^2mal so groß wie die der alkalischen Hydrolyse, obwohl das OH^--Ion basischer als das Perhydroxylion ist.

Das läßt den Ablauf der Reaktion über einen push-pull-Mechanismus vermuten.

Eine weitere Möglichkeit für eine derartige „Anionenkatalyse“ bietet das Hypochlorit-Ion, das bereits im Kapitel „Oxidative Verfahren“ in seiner hohen Reaktivität und Oxidationskraft vorgestellt wurde.

Man nimmt an, daß im Falle der katalytischen Wirkung das Hypochlorit direkt in einem bifunktionellen Angriff auf den zu entgiftenden Ester einwirkt und durch eine Polarisierung der P=O-Bindung die Loslösung der nucleophugen Abgangsgruppe erleichtert.

Weitere — wenn auch weitaus schwächer — katalytisch wirksame Anionen sind u. a. das Chromat, das Molybdat und das Wolframat.

Eine weitere Möglichkeit, Entgiftungsreaktionen katalytisch zu beeinflussen, liegt im Zusatz von Metallionen („Kationenkatalyse“). Besonders die Kupferchelatkomplexe des Tetramethyläthylendiamins sowie einiger heterocyclischer Kupferkomplexe, aber auch die altbekannten anorganischen Kupfertetraminkomplexe haben sich als hervorragend wirksam erwiesen. Besonders für Verfahren der schonenden Entgiftung von Fluorphosphor- und Fluorphosphonsäureesterkampfstoffen des Sarin/Soman-Typs gelangten zeitweise solche Kupferkomplexkatalysatoren zur Verwendung. Als unerwünschte Reaktion ist diese kupferkatalysierte Phosphoresterspaltung bei landwirtschaftlich eingesetzten phosphororganischen Pestiziden am Wirkungsverlust der entsprechenden Pestizidformulierungen beobachtet worden.

Abschließend sei schließlich noch darauf verwiesen, daß auch Ionenaustauscher für bestimmte Reaktionen als Katalysatoren in Frage kommen und bestimmte Vorteile bieten (z. B. leichte Abtrennbarkeit nach der Reaktion, kaum störende Nebenreaktionen, Mehrfachnutzung, keine Abwasserbelastung). Ein Beispiel ist ihre Anwendung zur Katalyse der Oligomerisierung von Butenen, ohne das hier näher darauf eingegangen werden kann.

2.3.8. *Spezielle Reaktionen organischer Verbindungen*

Neben den bisher beschriebenen Entgiftungsprozessen lassen sich für ganz bestimmte Aufgabenstellungen noch eine ganze Reihe organischer Reaktionstypen und spezieller Chemikalien für Entgiftungszwecke nutzen.

In diesem Abschnitt sollen einige wenige Beispiele vorgestellt werden. Sie gehören zu den Substitutionen, Additionen und Eliminierungen.

2.3.8.1. *Substitutionsreaktionen*

Die wohl bekannteste für Entgiftungszwecke genutzte Substitutionsreaktion ist die Umsetzung organischer Halogenverbindungen mit anorganischen Sulfiden. Wäßrige Natriumsulfidlösungen sind in Gegenwart von Lösungsvermittlern als Entgiftungsmittel besonders für N- und S-Lost-Derivate, Brombenzylcyanid, Halogenketone, Halogenäther, Halogencarbonsäurederivate, Halogenalkylbenzole bekannt, wobei aliphatische oder cyclische Thioverbindungen gebildet werden. Als Entgiftungslösung wird im allgemeinen eine 20%ige Alkalisulfidlösung mit Alkoholzusatz oder 1% Emulgator verwendet.

Auch das Arbeiten in wäßrigen Zweiphasensystem in Gegenwart von Phasentransfer-Katalysatoren wird von Landini und Rolla (Synthesis 1974, 565) sowie Martinetz und Hiller (Z. Chem. 18 (1978), 61) beschrieben. Als Katalysatoren wurden Hexadecyltributylphosphoniumbromid bzw. Tetrabutylammoniumchlorid verwendet:
z. B.

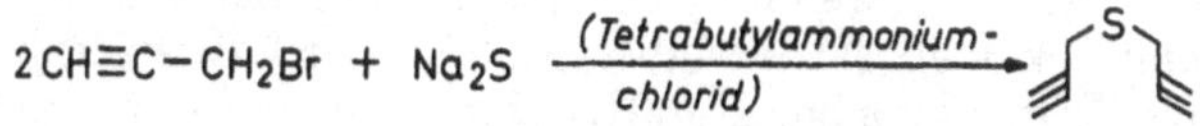

2.3.8.2. Additionsreaktionen

Auch organische Stoffe können durch Anlagerung oder Addition anorganischer Verbindungen „ausgefällt" werden, wobei als bekanntestes „Fällmittel" wohl das Natriumbisulfit zu nennen ist, das z. B. mit ungesättigten Verbindungen und Aldehyden feste Additionsprodukte ergibt. So erfolgt die Bisulfitaddition an Acrolein in wäßriger Lösung spontan und verläuft in zwei Schritten: die durch Säurezugabe und Erwärmen reversible Stufe der Addition an die Aldehydgruppe und die irreversible Stufe der Addition an die C=C-Doppelbindung:

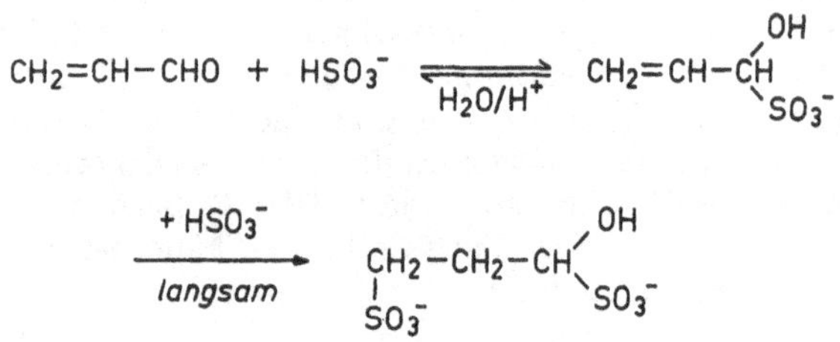

Auch flüssige Aminbasen können in eine „stichfeste" Form überführt werden, so aliphatische Amine durch Zugabe von Natriumbisulfat und primäre aromatische Amine durch Ausschütteln mit einer starken Säure (z. B. Hydrochloridbildung):

$$R^1R^2R^3N + NaHSO_4 \rightarrow (R^1R^2R^3NHSO_4)^- Na^+$$

2.3.8.3. Eliminierungsreaktionen

Eliminierungsreaktionen wie Dehydrohalogenierungen, Dehalogenierungen, Demethylierungen, Decarboxylierungen, Desaminierungen können mit einer Verminderung der Toxizität verbunden sein, so daß sie in Spezialfällen als

Entgiftungsreaktionen angewandt werden können. Dies geschieht hauptsächlich bei wertvollen Chemikalien, die für andere Zwecke weiterverwendet werden sollen.

Hierbei können auch neuere Reaktionsprinzipien zum Einsatz kommen wie sie beispielsweise polymere Reagenzien bieten. So beschreiben HALLENSLEBEN und WURM (Angew. Chem. 88 (1976), 192) die Verwendung von vernetztem Polyvinylpyridin als HCl-Acceptor anstelle der zumeist verwendeten tertiären Amine.

In der allgemeinen Entgiftungspraxis werden solche Methoden jedoch vorerst noch nicht weiter angewandt, und sie werden wohl auch in Zukunft die Ausnahme für spezielle Probleme sein.

Der Vollständigkeit halber sei noch darauf hingewiesen, daß Dehydrohalogenierungsreaktionen auch mit Toxizitätssteigerungen verbunden sein können. Als Beispiel hierfür sei die HCl-Abspaltung aus dem Phosphorsäureester Trichlorphon erwähnt, die unter Umlagerung zu einem Phosphorsäureester, dem *DDVP* (Dichlorphos), führt, dessen akute Toxizität erheblich höher ist als die der Ausgangsverbindung.

2.4. Technische Bedingungen der Entgiftungsarbeiten

Man darf nicht übersehen, daß die vorstehend beschriebenen Prozesse und Methoden der Entgiftung und die damit verbundene Verwendung von Entgiftungsmitteln an eine Vielzahl von Bedingungen bzw. technische Voraussetzungen gebunden sind.

Abgesehen von Havariesituationen werden Entgiftungsarbeiten stets in dafür geeigneten Räumlichkeiten bzw. an speziell dafür geeigneten Orten ausgeführt. Die notwendigen technischen Vorkehrungen betreffen dabei zunächst die Entgiftungsmittel selbst. Da es sich in der Mehrzahl der Fälle bei Entgiftungsmitteln um chemisch sehr reaktive Verbindungen handelt (siehe

Kapitel 2.2.), ist die Aufbewahrung und Handhabung dieser Mittel an geeignete Entgiftungsmittelbehälter und an entsprechende Entgiftungsgeräte gebunden.

2.4.1. *Behälter und Geräte*

Je nach dem speziellen Typ des Entgiftungsmittels kann es sich bei den Behältern um emaillierte Gefäße oder um Materialien aus Plastik (Polyäthylenfässer, PVC-Säcke usw.) handeln. Nur in Ausnahmefällen und bei entsprechend kleinen Mengen (bis maximal 10 kg) wird man Entgiftungsmittel oder die Lösungen von Entgiftungsmitteln in irdenen oder Glasgefäßen aufbewahren; am ehesten verwendbar sind hier noch sogenannte Korbflaschen, weil sie einen gewissen Schutz vor dem Zerbrechen bieten.

Gegebenenfalls müssen die Entgiftungsmittel vom Entgifter in geeigneten Transportgefäßen mitgeführt werden. Hierzu gibt es sowohl tragbare Tornisterbehälter, die mit zusätzlichen Handspritz- und -sprühgeräten verbunden werden können (siehe Abb. 14) oder auch sogenannte Kufenspritzen, die auf kleinen, von einer Person zu ziehenden Wagen oder Schlitten montiert sind und die in Verbindung mit einem Druckbehälter an ein entsprechendes Spritz- oder Sprühsystem angeschlossen sind. Für den Transport größerer Entgiftungsmittelmengen existieren fahrbare Geräte, die entweder mit einem zusätzlichen Spritzaggregat bzw. einem Pumpensystem auf ein entsprechendes Fahrgestellt montiert sind oder die — vergleichbar den Kesselwagen bzw. den Tankfahrzeugen, wie sie für den Benzin- oder Chemikalientransport benutzt werden — eine Gerätekombination aus Entgiftungsmittelbehälter und Pump- sowie Spritz- und Sprühaggregat darstellen. Die letztgenannten Fahrzeuge sind vor allem als sogenannte Geländeentgiftungsfahrzeuge bei der Feuerwehr sowie bei den bewaffneten Kräften im Einsatz (siehe Abb. 15 u. 16).

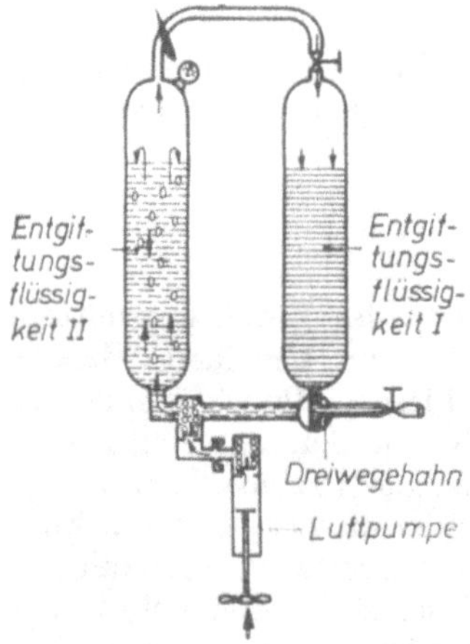

Abb. 14. Funktionsschema eines Tornisterentgiftungsgerätes (TEG-57). (Nach W. BLUMENSTEIN: „*Entgiftungs- und Entaktivierungsgeräte*", Dtsch. Militärverlag, Berlin 1965, S. 22.)

Die hohe Aggressivität der Entgiftungschemikalien und insbesondere ihre Korrosionswirkungen erfordern spezielle Materialien sowohl für stationäre als auch für tragbare und fahrbare Entgiftungsmittelbehälter und die dazugehörigen Leitungs-, Pump- und Sprühsysteme. Im

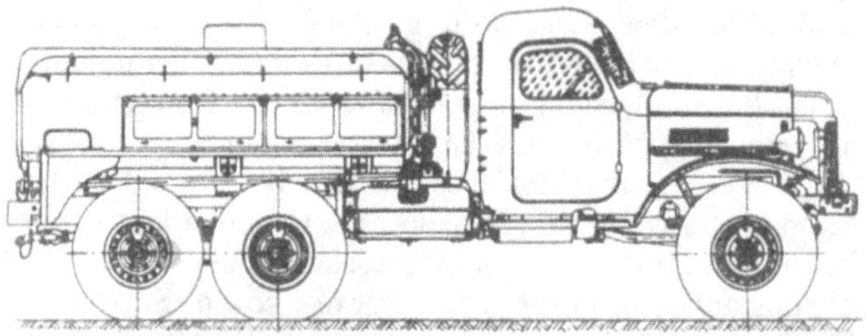

Abb. 15. Entgiftungsfahrzeug (ARS-12U) zur Entgiftung von Großgeräten, Waffen, Kraftfahrzeugen, Straßen und Geländeabschnitten. (Nach W. BLUMENSTEIN: „*Entgiftungs- und Entaktivierungsgeräte*", Dtsch. Militärverlag, Berlin 1965, S. 101.)

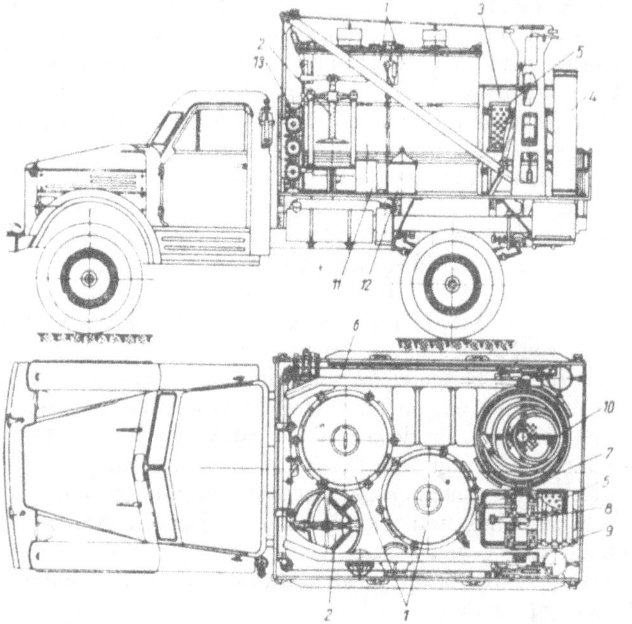

Abb. 16. Bekleidungsentgiftungsanlage (BU-4) zur Textilien- und Bekleidungsmittelentgiftung durch Kochen mit Wasser-Soda-Lösung.
(Nach W. BLUMENSTEIN: „*Entgiftungs- und Entaktivierungsgeräte*", Dtsch. Militärverlag, Berlin 1965, S. 157.)

1 – Waschofen; 2 – Presse; 3 – Wasserbehälter; 4 – Rauchabzug; 5 – Tragen; 6 – Portalausleger; 7 – Werkzeug- u. Ersatzteilkiste; 8 – Pumpe; 9 – Bänke; 10 – Schlauch mit Filter; 11 – Eimer; 12 – Kanister; 13 – Stützpfähle und Heringe der Trockenanlage

Falle von Entgiftungsfahrzeugen wird an die jeweilige Kfz.-Technik eine über das normale Maß hinausgehende Anforderung hinsichtlich der allgemeinen Chemikalienbeständigkeit und insbesondere der Korrosionsfestigkeit gestellt.

Der Einsatz der vorstehend beschriebenen Entgiftungstechnik erfordert eine Reihe von Arbeits- und Umweltschutzmaßnahmen; er muß stets so erfolgen, daß bei der Anwendung der Entgiftungsmittel außer der vollständigen chemischen Umsetzung des zu entgiftenden Stoffes auch das angewendete Entgiftungsmittel selbst nicht zu zusätzlichen Gefährdungen für das mit den Entgiftungsarbeiten betraute Personal wird. Dies gilt darüber hinaus auch für unbeteiligte Personen sowie für benachbarte Arbeitsräume und die nähere sowie weitere Umgebung. Es ist deshalb peinlich genau darauf zu achten, daß die Umsetzungsprodukte des Entgiftungsprozesses sowie noch evtl. überschüssiges Entgiftungsmittel nicht unverdünnt in die öffentliche Kanalisation kommen. In gleicher Weise ist bei Geländeentgiftungen bzw. bei Entgiftungsarbeiten im Freien darauf zu achten, daß es bei diesen Arbeiten zu keiner Grundwasserbelastung oder gar zu einer Gefährdung von Trinkwasserschutzzonen kommen kann. In gleicher Weise ist Vorsorge zu treffen, daß sowohl entgiftete Produkte als auch Entgiftungsmittel selbst nur in entsprechender Verdünnung über die Kanalisationssysteme in die entsprechenden Abwasserkanäle abgegeben werden und dort nicht mit anderen Abwasser-Produkten unter Bildung neuer Schadstoffe reagieren können.

2.4.2. *Entgiftung in Räumen*

Wenn die Entgiftungsarbeiten in geschlossenen Räumen ausgeführt werden, so ist es in der Mehrzahl der Fälle erforderlich, daß die mit den Entgiftungsarbeiten Beauftragten mit persönlichen Schutzmitteln ausgerüstet sind (Gummischutzanzüge, Gasmasken), zumindest aber Schutzbrille, Schutzstiefel und Schutzhandschuhe sowie Plastikmäntel oder Gummischürzen tragen. Für eine ausreichende Durchlüftung der Räumlichkeiten muß ebenso Sorge getragen werden wie dafür, daß die Abluft aus solchen Räumlichkeiten nicht zu einer Gefahr für Unbeteiligte außerhalb dieser Räumlichkeiten wird. Dort, wo Entgiftungsarbeiten in Laboratorien, Technika oder

Betriebsräumen regelmäßig ausgeführt werden, müssen die notwendigen baulichen Voraussetzungen für solche Arbeiten vorhanden sein. Zu den wichtigsten solcher baulichen Voraussetzungen gehören neben separaten Abflußleitungen und Rückhaltebecken für die Umsetzungsprodukte geeignete Verkleidungen innerhalb dieser Räume, wobei solche Verkleidungen je nach der Art der Arbeiten entweder aus säurefest gefliesten Boden-, Wand- und Deckenschutz oder auch aus Edelstahl gegebenenfalls aus speziellen Plastikverkleidungen bestehen können.

Die anzuwendende Entgiftungsmethode und die einzusetzenden Entgiftungsmittel hängen naturgemäß davon ab, welcher Schadstoff entgiftet werden soll. Dabei ist es wesentlich, ob sich dieser Schadstoff isoliert in einem Gefäß befindet (Glasflasche, Metallbehälter oder sonstige Verpackung aus den üblichen Gebrauchs- und Transportmaterialien), ob der Schadstoff unkontrolliert ins Freie bzw. in den Raum gelangt ist oder ob ein bestimmter Gegenstand vergiftet ist.

Bei vergifteten Gegenständen kann es sich von einfachsten Materialien wie z. B. metallische Werkzeuge bis hin zu optischen, feinmechanischen und elektronischen Geräten und bis zu großen Maschinenaggregaten und Fahrzeugen handeln. Dabei ist es nicht immer leicht, von vornherein abzuschätzen, ob die Entgiftung von Geräten tatsächlich vollständig gestaltet werden kann. Insbesondere bei speziellen technischen sowie elektronischen Geräten ist nicht ohne weiteres vorher zu sagen, ob alle Bauelemente die Entgiftungsprozedur so überstehen, daß die volle Funktionsfähigkeit dieser Geräte auch nach der Entgiftung erhalten bleibt.

Das hohe chemische Reaktionsvermögen der Entgiftungsmittel und die meist drastischen Bedingungen der anzuwendenden Entgiftungsmethodik bringen es zwangsläufig mit sich, daß nur in Ausnahmefällen der entgiftete Gegenstand völlig unbeeinflußt bleibt. So wird man beispielsweise bei der Entgiftung eines PKW keine Rücksicht darauf nehmen können, daß der Lack oder auch die Polsterung in Mitleidenschaft gezogen werden. Man wird deshalb abzuwägen haben inwieweit die durchzuführende Entgiftung ökonomisch vertretbar ist. Nur in speziellen Fällen und bei einer begrenzten Anzahl von Giften ist es möglich, z. B. Schuhwerk und textile Bekleidung so zu entgiften, daß Form und Farbe unverändert bleiben; in der Mehrzahl der Fälle ist es zweckmäßiger, vergiftete Kleidungsstücke zu verbrennen.

Für die Bekleidungsentgiftung gibt es insbesondere für kriegsmäßige Bedingungen spezielle, meist fahrbare Entgiftungsaggregate, die in besonderer Weise auf den Durchsatz großer Stückzahlen relativ einheitlicher Bekleidungsmaterialien (Uniformen und Lederzeug) sowie auf eine begrenzte Anzahl hinreichend genau bekannter chemischer Kampfstoffe eingerichtet sind. Demgegenüber ist die Vielgestaltigkeit der zivilen Bekleidungsmaterialien nur im Rahmen solcher Wasch- und Reinigungsprozesse entgiftbar, wie sie in den derzeit vorhandenen kommunalen Wasch- und Reinigungsanstalten zur Verfügung stehen.

In diesem Zusammenhang ist einiges zu den sogenannten „physikalischen Entgiftungsprozessen“ zu sagen. Für besonders empfindliche feinmechanische, elektrische und elektronische Geräte (in speziellen Fällen auch für einige textile Gewebe, Lederwaren und Spezialwerkstoffe) kann durch den Einsatz von indifferenten Lösungsmitteln der betreffende Giftstoff abgespült bzw. herausgelöst werden. Im Anschluß an einen derartigen physikalischen Reinigungsprozeß ist die zu entgiftende chemische Verbindung in dem betreffenden Lösungsmittel nachträglich noch mit einem Entgiftungsmittel zur Umsetzung zu bringen. Es versteht sich von selbst, daß bei diesen Arbeiten wichtige Fragen des persönlichen Schutzes für den mit dieser Aufgabe Betrauten zu beachten sind, wobei insbesondere das Einatmen der Lösungsmitteldämpfe sowie evtl. Gefährdungen durch die Brennbarkeit des Lösungsmittels im Vordergrund der Aufmerksamkeit zu stehen haben.

Unter bestimmten Bedingungen kann eine solche physikalische Methode auch einfach darin bestehen, daß der zu entgiftende Gegenstand einem Heißluft- oder Heißdampfstrom ausgesetzt wird, wenn der betreffende Giftstoff hinreichend flüchtig ist. Selbstverständlich wird auch hier der Entgiftungsprozeß nur verlagert, d. h. der den Giftstoff mitführende Luft- oder Dampfstrom muß anschließend in geeigneter Weise über Adsorber oder durch Entgiftungslösungen geleitet werden.

Einen Sonderfall der Entgiftung in Räumen stellt die Abwasserentgiftung dar. Es kann sich dabei um Räume im Sinne überdachter Gefäße oder aber auch um ein ganzes System von geschlossenen wie auch offenen Anlagen handeln. Da hier ein ausgesprochenes Spezialgebiet der Entgiftungstechnik vorliegt, können nur einige Grundprinzipien kurz skizziert werden.

Allgemein unterscheidet man bei der Abwasserentgiftung zwischen diskontinuierlichen Verfahren (sogenannte Standbehandlung) und kontinuierlichen Verfahren (sogenannte Durchlaufbehandlung).

Die Behandlung in der Charge sowie im Durchlauf weist bezüglich des Chemismus der Umsetzung keine prinzipiellen Unterschiede auf. Allerdings werden die Reaktionsgeschwindigkeiten und die Einstellung der Lage des Gleichgewichtes von den Reaktionsbedingungen stark beeinflußt, je nachdem welches der beiden o. g. Verfahren zum Einsatz kommt. Besonders bedeutsam sind dabei außer den zur Verwendung kommenden Entgiftungsmitteln selbst, der pH-Bereich, die Reaktionstemperatur, das Redox-Potential und die Verweilzeit im Reaktionsbereich.

Das Standverfahren als das älteste und auch heute noch breit angewandte Verfahren eignet sich besonders zur Behandlung von Abwasserkonzentraten, Halbkonzentraten sowie für in relativ geringer Menge diskonti-

Tabelle 5

Reaktionsbedingungen bei der Behandlung von Galvanikabwässern unter normalen Verhältnissen (Nach V. DITTRICH, Wasser, Luft und Betrieb 15 (1971), 15–20)

Verfahren/Reaktion	Chemikalien	pH	°C	Verweilzeit
1. Durchlauf-Verfahren				
1.1 Cyanid-Oxidation	Natronlauge, Chlorgas, Na-hypochloritlösung, Ozon	10,5–11,5	< 35°	20–40 Min.
1.2 Chromat-Reduktion	Schwefelsäure, Salzsäure, Na-bisulfitlösung	2,0–2,5	20°[2])	20 Min.
1.3 Nitrit-Oxidation	Schwefelsäure, Na-hypochloritlösung, Chlorgas, Ozon	3,5–4,0	30°	20–40 Min.
1.4 Neutralisation und Schwermetallfällung	Schwefelsäure, Salzsäure, Natronlauge, Kalkmilch, Soda	8,5 ± 0,5[1])	20–30°	20 Min.[1])
1.5 Absetzen	gegebenenfalls Flockungsmittel	–	–	≧ 4 Stunden[4])
2. Standbehandlung (vorwiegend für Konzentrate)				
2.1 Cyanid-Oxidation	Natronlauge, Chlorgas, Na-hypochloritlösung	11,0–12,0	< 35°	4 Stunden[5])
2.2 Chromat-Reduktion	Schwefelsäure, Salzsäure,			
a) sauer	Na-bisulfitlösung,	2,0–2,5	20°[2])	20 Min.
b) alkalisch	Kalkmilch, Eisensulfat	8,0–9,0		30 Min.[3])

Tabelle 5 (Fortsetzung)

Verfahren/Reaktion	Chemikalien	pH	°C	Verweilzeit
2.3 Nitrit-Oxidation	Schwefelsäure, Chlorgas, Na-hypochloritlösung	3,5–4,0	30°	20–30 Min.[5])
2.3 Nitrit-Reduktion	Harnstoff, Eisenabfälle,	5,0–6,0	30–40°	
	Amidosulfonsäure	3,5	20°	5–10 Min.
2.4 Neutralisation und Schwermetallfällung	Schwefelsäure, Salzsäure, Natronlauge, Kalkmilch	8,5 ± 0,5[1])	20–30°	20–30 Min.[1])
2.5 Absetzen	gegebenenfalls Flockungsmittel	–	–	2 Stunden[4])

Redox-Potential ± mV: Angaben wenig sinnvoll, da abhängig von pH-Wert, der Art der Meßketten, Oxidations- und Reduktionsmittelüberschuß

[1]) je nach Art der zu fällenden Metalle andere pH-Bereiche und Verweilzeiten,
[2]) bei höheren Temperaturen ist Kühlung erforderlich,
[3]) bei hohen Temperaturen Verweilzeit ≦ 30 min,
[4]) Bei Einsatz von Flockungshilfsmitteln kürzere Verweilzeiten,
[5]) Absaugung erforderlich.

nuierlich anfallende Chemikalien und Eluate aus Ionenaustauscher-Kreislaufanlagen. In der Praxis werden diese Standverfahren zur Abwasserentgiftung für Mengen bis zu 10 m^3/Woche eingesetzt.

Das Durchlaufverfahren ist für Abwässer jeder Größenordnung geeignet, jedoch müssen z. B. cyanidische, chromathaltige sowie die sauren und die alkalischen Wässer getrennt der Anlage zugeführt werden (Beachtung der Blausäurefreisetzung, Einhaltung der Bedingungen für die Chromatreduktion usw.). Die Reaktionsführung ist deshalb sowohl ein sicherheitstechnisches wie auch ein ökonomisches Problem, denn nur bei strengster Einhaltung aller Parameter ist eine gefahrlose wie auch kostengünstige Entgiftung der nach hunderten oder tausenden von Kubikmetern zählenden Abwassermengen möglich.

Tab. 5 gibt (nach V. Dittrich, Wasser, Luft und Betrieb *15* (1971), Nr. 1, S. 15—20) einen Überblick über die Reaktionsbedingungen der Entgiftung von Galvanikabwässern sowohl bei Durchlauf- als auch bei Standbehandlung.

Die Abb. 17 und 18 zeigen in Prinzipbildern die beiden Reaktionsverfahren, und in den Abb. 19 und 20 werden eine Chargen- und eine Durchlaufanlage für die Abwasserentgiftung vorgestellt.

Welcher Anlagentyp jeweils der zweckmäßigste ist, muß von Fall zu Fall entschieden werden. Von den

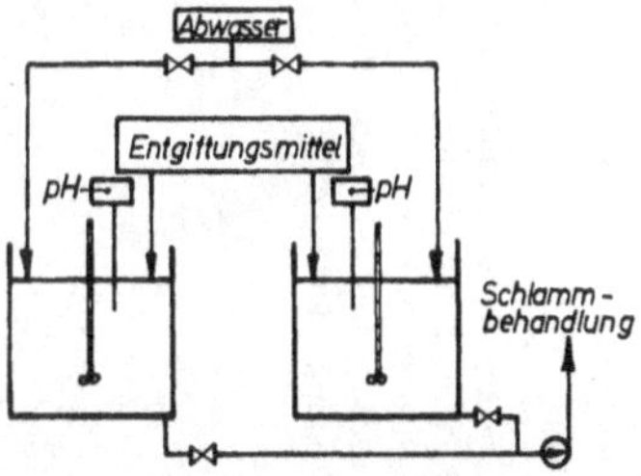

Abb. 17. Prinzipschema einer Standentgiftung.
(Nach G. Hitzemann, Galvanotechnik 61 (1970), 7, 554–560.)

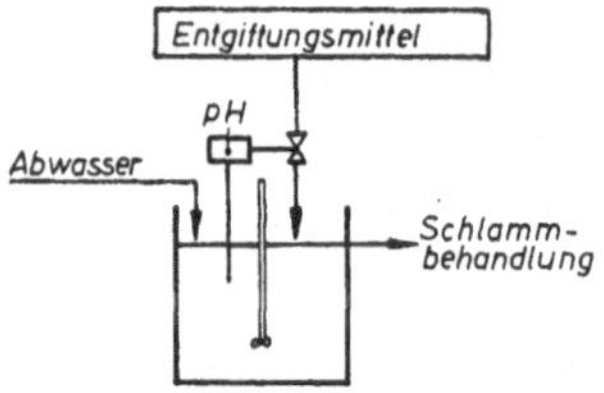

Abb. 18. Prinzipschema einer Durchlaufentgiftung.
(Nach G. HITZEMANN, Galvanotechnik 61 (1970), 7, 554–560.)

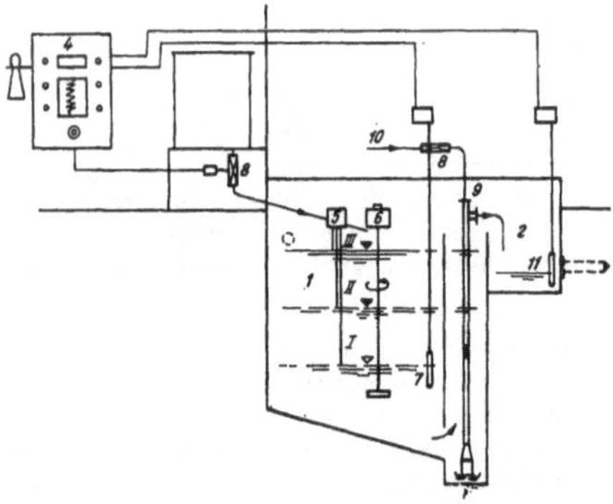

Abb. 19. Einkammer-Chargenanlage zur Neutralisation von sauren und alkalischen Abwässern.
(Werkbild Didier-Werke; aus H.-J. BRADKE, Galvanotechnik 64 (1973) 556.)

1 – Reaktionskammer; 2 – Auslauf- u. Kontrollschacht; 3 – Chemikalienbehälter; 4 – Schaltschrank; 5 – Füllstandsschaltung; 6 – Mischer ; 7 – pH-Elektrode; 8 – Regelventil; 9 – Förderpumpe; 10 – Preßluftanschluß; 11 – pH-Endkontrolle; I – Automat. Abschaltung der Anlage; II – Automat. Einschaltung der Anlage; III – Alarmgabe

Chemieanlagen-Firmen werden hierfür unterschiedliche Grundtypen angeboten, die dann jeweils den örtlichen technologischen Gegebenheiten „maßgerecht“ anzupassen sind.

Es zeigt sich immer deutlicher, daß unter den Aspekten des Umweltschutzes und der Sicherheitstechnik diese

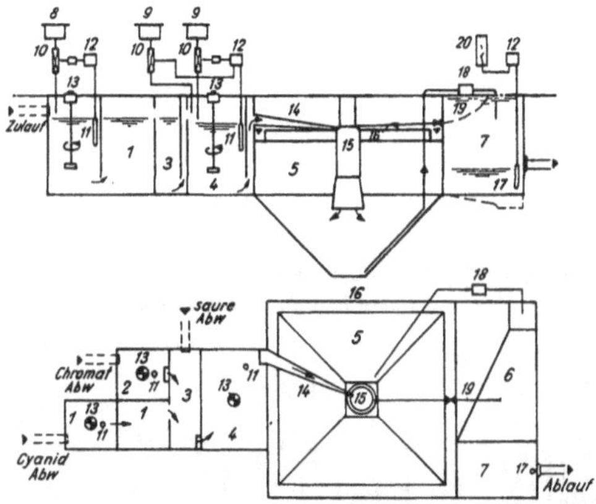

Abb. 20. Durchlaufanlage zur Entgiftung und Neutralisation cyanid- und chromathaltiger sowie alkalischer und saurer Spülwässer.
(Werkbild Didier-Werke; aus H.-J. BRADKE, Galvanotechnik 64 (1973), 556)

1 — Cyanid-Oxidationsbecken; 2 — Chromat-Reduktionsbecken; 3 — Mischkammer; 4 — Neutralisationsbecken; 5 — Klärbecken; 6 — Schlamm-Eindickbecken; 7 — Auslauf- u. Kontrollschacht; 8 — Reduktions- bzw. Oxidationsmittel; 9 — Neutralisationsmittel; 10 — Regelventil; 11 — Meßelektroden; 12 — Meß- u. Regelgerät; 13 — Mischer; 14 — Zulaufrinne; 15 — Tauchrohr; 16 — Über- u. Ablaufrinne; 17 — pH-Endkontrolle; 18 — Schlammpumpe; 19 — Klarwasserrücklauf; 20 — Schreiber

„Hilfseinrichtungen“ der Abwasserbehandlung bzw. -entgiftung zu kostenbestimmenden Faktoren der industriellen Bauvorhaben ebenso wie der Fertigprodukte werden; letztlich wird auch der „Ruf“ eines Betriebes bzw. einer Firma in der Öffentlichkeit maßgeblich von der Güte solcher Anlagen mitbestimmt.

2.4.3. *Entgiftung im Gelände*

Ganz besonders aufwendig vom Einsatz der technischen Mittel her gestaltet sich die Entgiftung größerer Geländeabschnitte. Gerade dies aber ist im Falle betrieblicher Katastrophen ebenso wie in Havariesituationen oder auch beim verbrecherischen Einsatz von Sabotagegiften oder von chemischen Kampfstoffen eine sehr wichtige Aufgabenstellung. Die anzuwendenden Methoden bzw. die einzusetzenden Mittel für die Geländeentgiftung werden in ganz wesentlicher Weise von ökonomischen Gesichtspunkten bestimmt. Es stehen deshalb die Verwendung der relativ billigen technischen Laugen und preiswerten Chlorkalksorten (s. S. 32) im Vordergrund, wobei vor dem Einsatz solcher Mittel erst sehr genau abzuwägen ist, ob das betreffende Gift so seßhaft im Gelände ist, daß die natürlichen Prozesse, z. B. der hydrolytischen Spaltung durch die Luft- und Bodenfeuchtigkeit, der mikrobielle Abbau oder die photochemische Spaltung durch die Sonneneinstrahlung nicht als ausreichend anzusehen sind. Selbstverständlich ist die Gefährlichkeit des Giftes für die Entscheidungsfindung bei Geländeentgiftungsmaßnahmen ebenso wesentlich wie die Lage des Geländes (z. B. die Nähe von Wohngebieten, Trinkwasserzonen, Fabrikgelände usw.) sowie die Möglichkeiten einer eventuell monatelangen Absperrung.

In Extremfällen ist sogar die Entscheidung notwendig, daß ein vergiftetes Gelände in ein- bis zwei Meter starker Schicht durch Bagger abgetragen werden muß, weil der Giftstoff chemisch von einer solchen Stabilität ist, die allen bekannten Entgiftungsmitteln und -methoden trotzt. In solchen Fällen bleibt dann nur die untertägige Deponie (s. S. 148) als Beseitigungsmethode für solchermaßen vergifteten Boden.

Ein eindrucksvolles Beispiel für eine extrem schwer entgiftbare chemische Verbindung ist das Tetrachlordibenzodioxin. Die Dioxinvergiftung von Seveso ist allgemein noch in „guter“ Erinnerung!

Nachfolgend soll das Problem der Deponie noch etwas eingehender erörtert werden.

2.5. *Die Deponie giftiger Abprodukte*

In Abhängigkeit vom Produktsumfang und -profil liegen in chemischen Industriezweigen die jährlich anfallenden Abproduktmengen bei mehreren zehntausend Tonnen bis zu mehr als 500000 Tonnen für große Chemiekombinate. Die Anteile der jeweiligen Abprodukte schwanken hinsichtlich ihrer allgemeinen Umweltbelastung (z. B. Geruch, Staubentwicklung usw.) erheblich. Die mengenmäßig größten Anteile (z. B. die Kraftwerkaschen) werfen dabei durchaus nicht immer auch die schwierigsten Probleme auf; weitaus mehr ist dies bei giftigen Abprodukten der Fall, von denen schon wenige Tonnen erhebliche Schwierigkeiten bereiten können.

Wenn es sich — im Unterschied zu den Abfällen aus kommunalen und häuslichen Bereichen, aus der Tierhaltung und aus den Inertmaterialien des Bergbaus sowie der Energiewirtschaft — um spezielle Abfälle der Industrie, vorzugsweise der chemischen Betriebe, handelt, dann benutzt man heute den Begriff der „Sonderabfälle" (siehe Tab. 6 und 7).

Die chemische Industrie und die ihr verfahrenstechnisch verwandten Industriezweige (z. B. Metallurgie und einige Zweige der Leichtindustrie) haben von jeher erhebliche technologische Aufwendungen gemacht, um

Tabelle 6

Beseitigung von Abfällen aus dem Industriebereich in einem hochentwickelten Industriestaat
(nach K. Mangold, Umschau 1976 (11), 339)

	10^6 t/Jahr	%
Beseitigung durch Energieerzeugung oder Wiederverwendung	3,3	46,5
Beseitigung in Hausmüllbeseitigungsanlagen	3,3	46,5
Sonderabfälle, die besonderer Beseitigungsmethoden bedürfen	0,53	7
Insgesamt	7,13	100

Tabelle 7

Zusammenstellung verschiedener industrieller Sonderabfälle
(Nach K. MANGOLD, Umschau 1976 (11), 341)

Abfallart	Anfallstelle	Mögl. Behandlungsverfahren
1. Öl- und Fettschlämme	Öl- u. Fettabscheider	Ölabscheider Zentrifugen
Absetzschlamm	Tankreinigung	Flockung
Öl- u. Schwerölrückstände	Tankanlagen u. Ölunfälle	Filtration
2. Synthetische Schmier- und Kühlmittel	Metallverarbeitungsindustrie	Ölabscheider Zentrifugen
ölhaltige und synthetische Emulsionen	Metallverarb. Industrie Tankstellen, Kfz-Reparaturwerkstätten	Emulsionstrennung Flockung Filtration
3. Metallhydroxid- und Galvanikschlamm	Galvanikbetriebe	Neutralisation, evtl. Reduktion u. Oxidation
anorganische Schlämme	Brauchwasseraufbereitung	Entwässerung auf Kammerfilterpressen
Schleifschlämme Entstaubungsschlämme	Metallverb. Industrie	
4. Abfallsäuren	Beizereien Verzinkereien Galvanobetriebe Metallwarenfabriken Klischeebetriebe Chemische Betriebe Akku-Fabriken	Neutralisation Entwässerung auf Kammerfilterpressen
Abfall-Laugen	Eloxierbetriebe Kühlhäuser Metallreinigung Ablaugebetriebe	Neutralisation Entwässerung auf Kammerfilterpressen
Chromsäuren u. deren Salze	Galvanobetriebe Laboratorien	Reduktion Neutralisation Entwässerung
Cyanhaltige Bäder	Galvanobetriebe Härtereien	Oxidation Neutralisation

die nach Menge und Schadstoffgehalt beträchtlichen Abprodukte zu deponieren bzw. zu beseitigen. Die hierfür erforderlichen zusätzlichen Maßnahmen zur vollständigen oder teilweisen Entgiftung waren und sind bis heute mit hohen Kosten belastet. Hinzu kommen noch die finanziellen und materiellen Aufwendungen für die Erschließung sowie den Unterhalt von Deponiestätten und die benötigten Transportmittel. Wie unterschiedlich sich die Kostengestaltung darstellt, zeigen Angaben der BASF (zit. nach H. LEIB, Chem.-Ing.-Techn. *46* (1974), Nr. 8, 319–322):

„Die Preise reichen von einer Vergütung von 48,— DM/t für heizwertreiche problemlose Rückstände bis zu 350,— DM/t für besonders problematische Stoffe. Diese Preise gelten nach Abzug der Dampfgutschrift, die etwa 33% der Gesamtkosten deckt.

Für die Deponie werden im Mittel 25,— DM/t aufgewendet. Dieser Wert gilt für den Transport zur und das Einbringen in die Deponie, wobei zu berücksichtigen ist, daß der Schiffsweg vom Werk zur Deponie 40 km beträgt und Straßen- sowie Begrünungskosten in diesem Preis enthalten sind. Die Kosten für die Verbrennung auf See und die Verbringung in das Bergwerk liegen bei 130,— DM/t bzw. 100,— DM/t ohne die jeweiligen Transportkosten."

Mit dem Auf- und Ausbau vor allem der chemischen Industrie Ende des vergangenen und in den ersten drei Jahrzehnten dieses Jahrhunderts wurde zunächst vorzugsweise der Weg einer möglichst produktionsnahen Abproduktbehandlung und Deponie beschritten, um die Fragen der Transportmittel und der Transportwege kostengünstig zu gestalten. Es sind sogar Standortfragen bei Werksgründungen hiervon abhängig gemacht worden. Inzwischen hat die Intensivierung und Ausweitung zahlreicher Chemiebetriebe zu einer fast vollständigen Erschöpfung der vor mehreren Jahrzehnten konzipierten Deponien geführt und neue Lösungswege, insbesondere der technischen Entgiftung nahegelegt.

Es ist offensichtlich, daß die Suche nach neuen Möglichkeiten zur Deponie industrieller Abprodukte, vor allem solcher für giftige resp. schwer entgiftbare Produkte, angesichts der Erfordernisse des weiteren industriellen Wachstums eine vordringliche Aufgabe darstellt.

Das Problem jeder Deponie liegt in der richtigen Auswahl der zu deponierenden Stoffe. Insbesondere für den Fall, daß giftige bzw. nur teilentgiftete Substanzen deponiert werden sollen, muß darauf geachtet werden, daß bei den natürlichen Vorgängen der Alterung und der Verwitterung weder zusätzliche Giftungsprozesse noch eine weitere Ausbreitung der Schadstoffe vor sich gehen können. In den wenigsten Fällen sind die Alterungs- und Verwitterungsprozesse der in Betracht kommenden Substanzen und Substanzgemische hinreichend bekannt. Bei der Alterung kommt es vorzugsweise zur Verdichtung des Materials und zu Umwandlungsprozessen vorwiegend durch mikrobielle Umsetzungen (Dabei ist zu beachten, daß die Deponiegelände oftmals mit schweren Fahrzeugen befahren werden und daß es so infolge des eigenen Gewichts der abgelagerten Stoffe und der zusätzlichen Verdichtung durch den Druck der Transportfahrzeuge zu einer Behinderung des Sauerstoffzutritts kommt, was gleichbedeutend mit dem Auftreten von überwiegend anaeroben Verhältnissen in dem betreffenden Untergrund einhergeht). Es können auf diese Weise zusätzliche Zersetzungsprodukte wie Methan, Ammoniak, Schwefelwasserstoff und Kohlendioxid entstehen, die teils entweichen, teils als Reaktionspartner für Giftungs- wie auch für Entgiftungsprozesse zu beachten sind.

Im Zusammenhang mit mikrobiellen Abbauprozessen bei Alterungsvorgängen kommt den Polymermaterialien auf den Deponien Aufmerksamkeit zu, weil bei derartigen Abbauprozessen zahlreiche Zusatzstoffe, wie z. B. metallorganische Stabilisatoren oder auch Weichmacher und Emulgatoren, freigesetzt werden, die dann aus der Deponie in den umgebenden Untergrund oder durch den Regen oder andere Witterungsprozesse ausgewaschen oder fortgeweht werden können. Bei der Verwitterung, die sowohl physikalische, chemische und auch biologische Vorgänge umfassen kann, wird von der Oberfläche einer Deponie her auf die abgelagerten Stoffe eingewirkt. Wechsel von Frost und Austrocknung kann dabei bis zu einer 1 1/2 m reichenden Auflockerung des Bodens führen. Besonders wichtig für die chemischen Verwitterungsprozesse sind die im Regenwasser gelöste Kohlensäure sowie der Luftsauerstoff. Während die Kohlensäure vor allem Carbonate unter Bildung von Hydrocarbonaten löslich und damit in den Boden transportierbar macht, vermag der Luftsauerstoff — zum Teil unter Beteiligung von Mikroorganismen — Schwefel-, Stickstoff- und Phosphorverbindungen in lösliche Komponenten zu überführen, die dann durch Regen- oder Sickerwasser bis in das Grundwasser verschleppt werden können. Man muß also sehr genaue Kenntnisse über die Auslaugprozesse bzw. die gesamte Wasserbewegung in solchen Deponien haben. Dies ist auch im Zusammenhang mit hydrolytischen Spaltprozessen für zahlreiche Giftstoffe von großer Wichtigkeit. Ganz generell gilt, daß mit zunehmender Mächtigkeit von deponiertem Material eine Verminderung des Sickerwasseranteils eintritt. In den Porenräumen der Abfälle wird das Wasser durch Oberflächen- und Kapillarkräfte gebunden, wobei ein zusätzlicher Wasserverlust in solchen Deponien durch die jeweiligen chemischen und mikrobiellen Prozesse eintritt. Auch die mit solchen Prozessen verbundene Wärmeentwicklung bis auf 70 oder 80 °C führt zu Verdunstungsverlusten, einer Verhärtung der Deponiehalde und gegebenenfalls zu einer Konservierung schwer abbaubarer toxischer Abprodukte in solchen Deponien.

Aus dem Dargelegten wird deutlich, daß die Anlage einer Deponie und ganz besonders einer solchen Deponie auf der giftige oder teilentgiftete Abprodukte lagern sollen, nur erfolgen kann, wenn eine Vielzahl territorialer und landeskultureller Gesichtspunkte berücksichtigt worden sind. Abgesehen von sonstigen Gesichtspunkten der

Landschaftsgestaltung ist darauf zu achten, daß keine Berührung mit der Wohnbebauung erfolgen kann und daß die hydrogeologischen Gegebenheiten insbesondere der genügende Abstand zu Trinkwasserschutzgebieten und zur Grundwasseroberfläche gewährt ist. (Als Richtzahl kann gelten, daß der Abstand der Grundwasseroberfläche von der Erdoberfläche selbst bei extrem hohem Grundwasserstand 4 m nicht überschreiten soll, was einem Absinken in Trockenzeiten bis auf 9 m entspricht.) Bei der Berücksichtigung der metereologischen und hydrogeologischen Verhältnisse sollte man davon ausgehen, daß derartige Deponien eine Nutzungsdauer von 30 bis 50 Jahren haben und daß das deponierte Abproduktvolumen in die Größenordnung von 8–10 Millionen m^3 geht, wenn man den Abproduktanfall eines mittleren bis großen Chemiewerkes zugrundelegt. Es versteht sich von selbst, daß speziell die Deponie der toxischen Produkte so zu erfolgen hat, daß eine klare Separierung zu leicht entflammbaren flüssigen und schlammigen Stoffen oder zu Stoffen die zur Selbstentzündung neigen, gewährleistet sein muß. Ebenso dürfen auch radioaktive Stoffe nicht auf einer solchen Deponie gelagert werden, ebensowenig wie Abbrennvorgänge oder gar explosionsartige Prozesse auf oder in der Nähe solcher Deponien durchgeführt werden dürfen.

G. Grossmann (Zeitschrift für die gesamte Hygiene *20* (1974), Heft 1, S. 23–26) hat die Anforderung an die Deponie von toxischen Materialien wie folgt charakterisiert.

„Die Ablagerung der deponiefähigen Gift- und Schadstoffe muß unter einem strengen Regime der Absicherung erfolgen, in dem die Hygieneorgane mitverantwortlich tätig sind. Als spezielle Sicherungsmaßnahmen zum Betreiben der Deponieplätze werden u. a. für notwendig gehalten:

– Erarbeitung einer Platzordnung, nach der das Betreiben des Objektes zu erfolgen hat
– Sicherung des gesamten Deponiegeländes gegen unbefugtes Betreten

- Einsatz eines verantwortungsbewußten Platzwartes, der möglichst durch die Giftprüfung eine entsprechende Qualifikation nachweist
- Bereitstellung der für eine geordnete Deponie notwendigen Geräte
- Anlage und exakte Führung eines Deponiebuches sowie eines Lageplanes zur Markierung jeder Ablagerung
- getrennte Lagerung von ölhaltigen und nicht ölhaltigen Substanzen
- Verhinderung des Fremdzuflusses von Oberflächenwasser
- im Falle der Deponie ölhaltiger Abprodukte Anlage einer Drainage mit Ableitung über Leichtstoffabscheider
- unter Berücksichtigung der hydrogeologischen und hydrologischen Bedingungen u. U. Anlage von Grundwassergütepegeln zwecks laufender Überwachung des Grundwassers
- grundsätzliches Verbot des Abbrennens brennbarer Abprodukte.

Bei der Vorbereitung und Durchführung von Maßnahmen zur gefahrlosen Beseitigung von Gift- und Schadstoffen wird in Zusammenarbeit der verschiedenen beteiligten Bereiche und Institutionen erreicht, daß das unkontrollierte und gefährliche Verkippen derartiger Stoffe überwunden wird. Damit wird ein wesentlicher Beitrag zum Schutz der Umwelt und damit zum Wohl der Bürger geleistet.“

Da es auch in den nächsten Jahren vor allem aus wirtschaftlichen Gründen nicht in jedem Falle möglich sein wird, giftige Abprodukte durch geeignete Verfahren und Mittel vollständig zu entgiften, kommt der Immobilisierung solcher Schadstoffe bzw. ihrer Deponie weiterhin große praktische Bedeutung insbesondere für die chemische Industrie zu.

Ein in der Vergangenheit nicht ausreichend beachteter, inzwischen jedoch in intensiver Vorbereitung begriffener Weg ist die untertägige Deponie industrieller Abprodukte. Einige der nachfolgenden Darlegungen sind auszugsweise einer Publikation von R. Jagsch und Kh. Lohs über Möglichkeiten und Perspektiven der untertägigen Deponie industrieller Abprodukte entnommen (Chem. Tech. *28* (1976), Heft 4, S. 209–14).

Die Deponie von flüssigen, schlammförmigen und festen Abprodukten im Untergrund bietet vielfältige Möglichkeiten, um nichtverwertbare, insbesondere toxische Abprodukte schadlos und effektiv zu beseitigen.

Eine untertägige Deponie läßt sich durch folgende Möglichkeiten realisieren:

1. Verpressen von flüssigen Abprodukten über Bohrungen in wassergesättigte Schichten und in erschöpfte Kohlenwasserstofflagerstätten.
2. Einbringen von schlammförmigen Abprodukten in Salzkavernen (Abb. 21).
3. Einlagern von festen bzw. verpackten flüssigen und schlammförmigen Abprodukten in Bergwerken (Steinsalz- und Kalibergwerke).
4. Einbringen von flüssigen bis festen Abprodukten in künstlich abgedichtete/ natürliche und bergmännisch gewonnene Hohlräume.

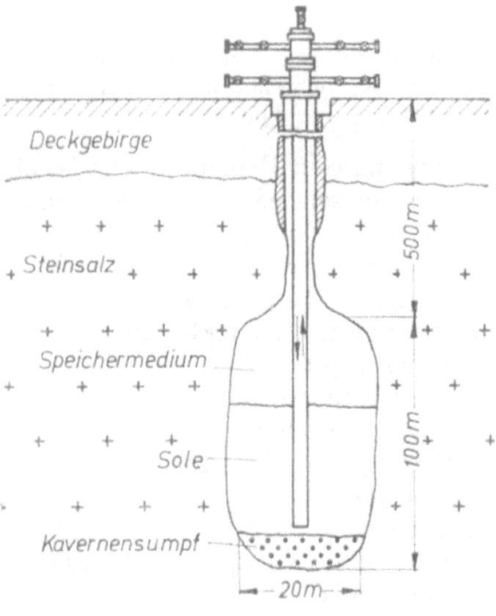

Abb. 21. Schematische Darstellung eines Kavernenspeichers.

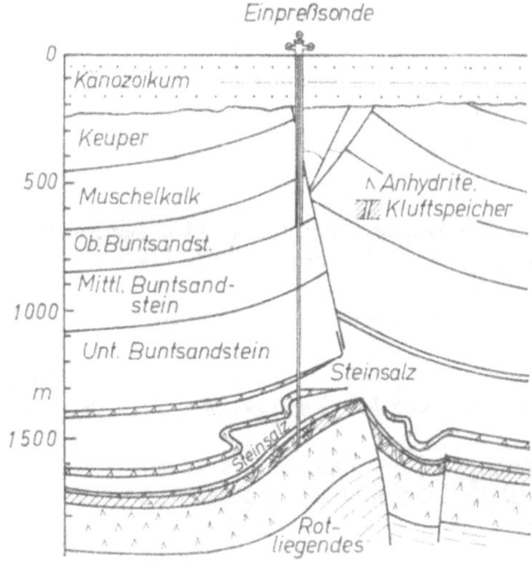

Abb. 22. Schema eines isolierten Kluftspeichers im Zechsteincarbonat.

5. Verpressen von Schadstoffen zusammen mit Zementschlämmen in dichte Gebirgsschichten unter hohen Verpreßdrücken (hydraulische Rißbildung), (Abb. 22).

Prämisse für alle untertägigen Deponiestätten ist eine geeignete und sichere geologisch-technische Abschirmung der Deponieräume von nutzbaren Grundwasserstockwerken. Umfangreiche Kontrollmaßnahmen sind in vielen Fällen unerläßlich, um diese Aussage nachzuweisen.

Bei einem Verpressen von flüssigen Abprodukten über Bohrungen in wassergesättigte Schichten und in erschöpfte Kohlenwasserstofflagerstätten können unter günstigen Umständen (gute Speichereigenschaften, sichere Abdeckung) bei Porenspeichern Mengen von mehreren Millionen m^3 verpreßt werden.

Voraussetzung bei solchen Speichern ist, daß das Abprodukt nur einen sehr geringen Feststoffgehalt ($\leqq 10\ mg/l$) besitzt und Reaktionen des Abproduktes mit dem Schichtwasser bzw. Gestein oder Reaktionen der

Abprodukte untereinander zu keinen Ausfällungen führen, die den Speicher blockieren würden. In Kluftspeichern können Flüssigkeiten mit Feststoffgehalten von $\leqq 0{,}5$ g/l verpreßt werden, wie Beispiele der Verpressung von Lagerstättenwässern zeigen.

Beim Einbringen von schlammförmigen Abprodukten in Kavernen betragen diese Volumina mehrere Hunderttausend m^3 je Kaverne. Solche Kavernen bleiben nach Abschluß der Solearbeiten salzwassergesättigt stehen. Die Nutzung dieser Hohlräume für die Deponie von schlammförmigen Schadstoffen ist als eine sehr effektive Möglichkeit anzusehen.

Bei der Einlagerung von Abprodukten in bergmännische Hohlräume werden die festen, schlammförmigen und auch flüssigen Abprodukte (meist in Fässern verpackt) über die Schachtröhre in die einzelnen Grubenabschnitte transportiert; ein ständiger Betrieb des Schachtes ist also erforderlich.

Aus der Palette der flüssigen Abprodukte haben sich nach den bisherigen Untersuchungen folgende Abproduktgruppen herauskristallisiert, die für eine untertägige Deponie auf Grund ihrer chemischen Zusammensetzung und aus ökonomischer Sicht geeignet sind:

a) Flüssige organische Abprodukte, die stark umweltbelastend sind und durch obertägige Deponie und andere Verfahren nicht bzw. nur mit großen Problemen und Risiken beseitigt werden können.

b) Flüssige organische Abprodukte, die stark umweltbelastend sind, die sowohl verpreßt als auch obertägig beseitigt, z. B. verbrannt, werden können.

c) Flüssige Abprodukte mit anorganischem Charakter, die ohne Bedenken verpreßt werden können. Hierher gehören folgende Stoffe:

- Abfallsalzsäuren und Chloride
- Abfallaugen
- wäßrige Lösungen mit organischen Bestandteilen (z. B. aus der Chemiefaserindustrie)
- phenolhaltige Abwässer („Dickwässer“)

Besondere Schwierigkeiten bestehen bei der Verpressung von solchen Stoffen, die mit dem Schichtwasser bzw. Gestein reagieren.

Für die Einlagerung in Kavernen bieten sich eine Vielzahl von solchen Schlämmen an, die mit dem Installationsmaterial, dem Steinsalz der Kavernenwandung und untereinander keine bzw. nur beeinflußbare Reaktionen verursachen.

In diesem Zusammenhang sei nochmals H. Leib (s. o.) zitiert:

„Auch bei der Ablagerung unter Tage gilt primär die Forderung, daß keine Grundwasserverunreinigung eintreten darf. Aus Gründen des Arbeitsschutzes dürfen nur Abfallstoffe abgelagert werden, die nicht volumenvergrößernd, ausgasend oder korrodierend sind sowie nicht mit den Mineralbestandteilen des anstehenden Gebirges reagieren. Dies bedingt, daß nur gut verpackte Rückstände und nur völlig trockene Untertagebaue für diese Art der Beseitigung in Frage kommen.

Ausgebeutete Salzbergwerke entsprechen dieser Anforderung in nahezu idealer Weise. So können jetzt auch problematische Stoffe, z. B. Härtesalz-Rückstände, schwermetall- oder cyanidhaltige Rückstände, mit Sicherheit umweltunschädlich beseitigt werden."

Es soll nicht unerwähnt bleiben, daß bei der untertägigen Deponie, insbesondere in Kavernen und Bergwerken, aber auch in erschöpften Kohlenwasserstofflagerstätten die Möglichkeit besteht, die zum jetzigen Zeitpunkt als Abprodukte deponierten Stoffe zu einem späteren Zeitpunkt als Rohstoffe wiederzugewinnen.

Insgesamt sei betont, daß Entgiftungs- und Deponieprobleme in vielfacher Weise miteinander verflochten sind und auch in Zukunft nicht isoliert voneinander betrachtet werden dürfen. Überall dort, wo die Entgiftung technisch problematisch oder ökonomisch nicht zu vertreten ist sowie für Entgiftungsprodukte, wird man sich für eine geordnete Deponie (ober- wie auch untertägig) entscheiden müssen. Das „wilde" Verkippen von Abprodukten, insbesondere von Giften im Gelände, in Gewässer oder auf den Meeren unterliegt inzwischen national wie auch international empfindlichen Strafen, was natürlich gelegentliche Zwischenfälle trotzdem nicht ausschließt. Schon jetzt zeigt es sich, daß vor allem die Transportunfälle zu Lande und auf See ganz besondere Probleme aufwerfen, seien es nun Tankhavarien im Atlantik oder Schiffsunglücke wie z. B. das Sinken eines mit Bleitetraäthylfässern beladenen Transporters in der Adria. Hier werfen in Zukunft noch ganz neuartige Fragen der Entgiftung und der Immobilisation sowohl hinsichtlich der Mittel als auch der Prozesse die Chemiker beschäftigen.

Literatur (Auswahl)

P. W. Powers: „*How to Dispose of Toxic Substances and Industrial Wastes*". Noyes Data Corporation, Park Ridge and London 1976

Kh. Lohs, S. Döring: „*Im Mittelpunkt der Mensch — Umweltgestaltung, Umweltschutz*". Akademie-Verlag, Berlin 1975

F. Coulston, F. Korte: „*Environmental Quality and Safety — Global Aspects of Chemistry, Toxicology and Technology as Applied to the Environment*". Band 1 (1972) bis 5 (1976), Georg Thieme Publ., Stuttgart und Academic Press, New York, San Francisco, London

Kh. Lohs: „*Synthetische Gifte*". Militärverlag der DDR, Berlin 1974

W. Leithe: „*Umweltschutz aus der Sicht der Chemie.*" Wissenschaftliche Verlagsgesellschaft mbH, Stuttgart 1975

Kh. Lohs, D. Martinetz: Entgiftungsprobleme in Laboratorium und Technikum. Z. Chem. **16** (1976), 293

S. Allisson: Unschädlichmachung, Immobilisation von Giften (Chemikalien). Chem. Rundsch. **27** (1974), Nr. 28, S. 17

W. Blumenstein: „*Entgiftungs- und Entaktivierungsgeräte.*" Dtsch.-Militärverlag, Berlin 1965

H.-J. Bradke: Klassische Entgiftungsverfahren. Galvanotechnik **64** (1973), 556

M. Jola: Die Vernichtung von cyanidhaltigen Abfällen. Chem. Rundsch. **27** (1974), Nr. 22, S. 21; Nr. 23, S. 21; Nr. 24, S. 2

J. Conrad, M. Jola: Grundsätzliche Betrachtungen zur Behandlung von Abwasser aus der metallverarbeitenden Industrie. Chem. Rundsch. **24** (1971), Nr. 23, S. 529

M. Jola: Cyanidentgiftung, die Verfahren und technischer Stand heute. Fachberichte für Oberflächentechnik **10** (1972), 170

V. Dittrich: Reaktionsbedingungen bei Behandlung von Galvanikabwässern. Wasser, Luft und Betrieb **15** (1971), 15—20

G. Hitzemann: Aufbereitung von Abwässern metallverarbeitender Betriebe in konventionellen Stand- und Durchlaufanlagen. Galvanotechnik **61** (1970), 554–560

H. Wirth: Eigenschaften und Auswahlkriterien für Adsorptionsmittel. Staub-Reinhalt. Luft **36** (1976), 288

J. Klein: Regeneration von Adsorptionsmitteln. Staub-Reinhalt. Luft **36** (1976), 292

Verfahrensberichte zur physikalisch-chemischen Behandlung von Abwässern, Bericht 1 bis 5, Verband der Chemischen Industrie e. V., Frankfurt/Main 1975–77

Gegen Gase und Gerüche — Geruchsminderung durch Ad- und Absorption. Das technische Umweltmagazin 1976 (Juni), S. 30

I. Neff, J. Klein, G. Gappa, H. Jüntgen: Neues Verfahren zur Reinigung organisch hochbelasteter Abwässer. Chem. Industrie 1975 (6), 309

P. Martin: Spezielle Behandlungsanlagen für Industrieabwässer. Abwassertechnik 1976 (3), 9

P. Martin: Die Abwasserreinigung bei Betrieben der Metalloberflächenbearbeitung. Metalloberfläche — Angew. Elektrochemie **28** (1974), 161

G. Kühne: Ionenaustauscher als Bausteine für Chemie und Verfahrenstechnik. Chem. Industrie 1973 (9), 561

K.-H. Arnold: Ionenaustauscher in der chemischen Technik. Chemie-Ing.-Techn. **47** (1975), 583

W. Dosch: Entgiftung chemischer Kampfstoffe — Umsetzungen mit Tetracalciumaluminathydrat. Zivilverteidigung (Bad Honnef) 1970 (7/8), 72; 1970 (10), 35; 1970 (12), 39; 1971 (1), 39

W. Dosch, H. Keller: Universelle Entgiftungsmittel für chemische Kampfstoffe. Zivilverteidigung (Bad Honnef) 1972 (2), 68

K. Stenger, J. Wilhardt, E. Staude: Die Anwendung der Membranseparation in der Aufbereitung industrieller Abwässer. Chemiker-Ztg. **99** (1975), 220

J. Hoerth, U. Schindewolf, W. Zbinden: Entgiftung von Cyanidabfällen durch Verseifung. Chemie-Ing.-Techn. **45** (1973), 641

L. Hartinger: Die Metalle im Abwasser — ihre Toxikologie und Chemie ihrer Ausfällung. IWL-Forum 66/V, S. 1, Institut für Gewerbliche Wasserwirtschaft und Luftreinhaltung e. V., Köln, Druck: Schäfer, Köln 1968

M. Jola: Beitrag zur Sedimentation und Filtration von Metallhydroxidschlämmen. Fachberichte für Oberflächentechnik 1974, 211

K. R. DIETRICH: Kombinationen physikalisch-chemischer Verfahren der Abwasserreinigung mit der Ozonbehandlung. Chemiker-Ztg. **100** (1976), 68

F. OEHME et al.: Ein methodischer Vergleich der wichtigsten konventionellen Verfahren der Cyanidentgiftung. Galvanotechnik und Oberflächenschutz **7** (1966), 75

L. CERVENKA, F. TIMMERMANN: Fällungsprodukte als Düngemittel. Umwelt 1976 (Heft 3), 190

F. WINKLER: Flockungsprozesse in der Wasserreinigung. Wissenschaft und Fortschritt **24** (1974), 503

D. HEINZ et al.: Abwasserreinigung durch Eisen(III)-hydroxid. Wissenschaft und Fortschritt **20** (1970), 242

W. GÖTZELMANN, G. SPANIER: Das BW-Verfahren, eine neue Methode zur Entgiftung cyanidhaltiger Abwässer mit Ferrosulfat. Galvanotechnik **54** (1963), 265

W. STUMM et al.: Die Entgiftung von cyanidhaltigen Abwässern durch Oxidation mit Hypochlorit. Zeitschrift für Hydrologie **16** (1954), 1

K. VON BECKERATH et al.: Beobachtungen bei der Entgiftung von cyanidhaltigen Abwässern mit Chlorbleichlauge. Metalloberfläche **30** (1976), 385

W. M. WEIGERT et al.: Wasserstoffperoxid und -Derivate als Oxydationsmittel in der organischen Chemie. Chemiker-Ztg. **99** (1975), 106

H. SCHWARZER: Behandlung von cyanidhaltigem Galvanik-Abwasser mit Wasserstoffperoxid. Galvanotechnik **66** (1975), 22

H. KRÜGER et al.: Einsatz von Wasserstoffperoxid und seinen Derivaten in Bleichprozessen, zur Desinfektion und im Umweltschutz. Chemiker-Ztg. **99** (1975), 132

F. HAHN, F. MEIER: Über die Behandlung von Abwässern aus Filmkopieranstalten. Chemiker-Ztg. **95** (1971), 467

J. EPSTEIN et al.: Reaction of Paraoxon with H_2O_2 in Dilute Aqueous Solution. J. org. Chemistry **21** (1956), 796

CH. FABJAHN, R. DAVIES: Entgiftung cyanidhaltiger Abwässer mit Ozon. Wasser, Luft und Betrieb **20** (1976), 175

R. CRIEGEE: Ozon. Chemiker-Ztg. **99** (1975), 138

PH. S. BAILEY: The Reaction of Ozone with Organic Compounds. Chem. Rev. **58** (1958), 925

CH. FABJAHN, P. BAUER: Die Entgiftung chromsäurehaltiger

Abwässer mit Wasserstoffperoxid. Galvanotechnik **67** (1976), 307

M. Jola: Über die elektrolytische Cyanidoxidation. Fachberichte für Oberflächentechnik **11** (1973), 151

G. Wysocki, B. Höke: Katox-Fällungsverfahren – Reinigung von Industrieabwässern. Wasser, Luft und Betrieb **18** (1974), 311

M. Jola: Die katalytische Cyanwasserstoffverbrennung. Galvanotechnik **61** (1970), 1003

H. Quillmann: Möglichkeiten der thermischen und katalytischen Verbrennung von Abgasen und Flüssigkeiten in der Industrie. Chem. Industrie 1973 (8), 497

G. C. Bond, N. Sadeghi: Catalyzed Destruction of Chlorinated Hydrocarbons. J. appl. Chem. Biotechnol. **25** (1975), 241

H.-D. Brand: Die katalytische Verbrennung – Entwicklungsstand und Möglichkeiten ihrer Anwendung in der chemischen Industrie. Chemiker-Ztg. **95** (1971), 458

M. L. Hallensleben, H. Wurm: Verwendung von vernetztem Poly-4-vinylpyridin als HCl-Acceptor. Angew. Chem. **88** (1976), 192

D. Landini, F. Rolla: A Convenient Synthesis of Primary and Secondary Dialkyl and Aryl Alkyl Sulfides in the Presence of Phase-Transfer Catalysts. Synthesis **1974**, 565

D. Martinetz: Zur Reaktion der Alkalimetallsulfide mit Organohalogenverbindungen unter besonderer Berücksichtigung entgiftender Vorgänge. Z. Chem. **16** (1976), 1

S. Franke: „*Lehrbuch der Militärchemie.*" Bd. 1 u. 2. Militärverlag der DDR, Berlin 1977

Sachregister

BERICHTIGUNGEN

S. 17, 3. Zeile von oben	statt auf	lies aufs
S. 29, 12. Zeile von unten	statt handelsübliche	lies handelsübliches
S. 61, 14. Zeile von unten	statt Adsorpteilchen	lies Adsorptteilchen
S. 63, 1. Zeile von unten	statt z. B.	lies (z. B.
S. 69, 9. Zeile von unten	statt cm^3	lies m^3
S. 76, Formel	statt $(20\ H^-)$	lies $(2\ OH^-)$
S. 78, Formel	statt $Fe_3(PO_4)_2$	lies $FePO_4$
S. 86, Tabelle	statt Cex^{IV}	lies Cer^{IV}
S. 88, 1. Zeile von unten	statt verschieden	lies entschieden
S. 94, 2. Formel	statt pH 7	lies $pH < 7$
S. 94, 3. Formel	statt pH 7	lies $pH > 7$
S. 95, Formel	statt $\xleftrightarrow{pH>12}$	lies $\xrightarrow{pH>12}$

7181 LOHS/MARTINĖTZ, Entgiftung

Die Verfasser

- geben aus der Sicht des chemischen Toxikologen einen Überblick über die derzeitige umwelttoxikologische Situation und einige grundsätzliche Probleme der Schadstoffbewertung

- zeigen die wesentlichen Voraussetzungen und prinzipielle Möglichkeiten der Entgiftung auf

- behandeln nach einer Darstellung der wichtigsten klassischen Entgiftungsmittel ausgewählte physikalisch-chemische und chemische Entgiftungsprozesse

- gehen auf wichtige technische Voraussetzungen der Entgiftungsarbeiten und Probleme bei der Deponierung technischer Abfälle ein

WISSENSCHAFTLICHE TASCHENBÜCHER

FSC
www.fsc.org
MIX
Papier | Fördert
gute Waldnutzung
FSC® C083411

Zeitfracht Medien GmbH
Ferdinand-Jühlke-Straße 7
99095 Erfurt, Deutschland
produktsicherheit@kolibri360.de